保护孩子的牙齿

李江明

/

主编

赵瑶函

/

绘

副主编

程立军　闫文娟　马春敏　于久越　孙　延

编　委

陈孟晓　段成可　金智文　蒋　欣　李　燕　梁亚芳

马　丹　梅秀平　曲爱英　童梓峰　王丽荣　王　貌

魏泽全　薛澳莲　薛文瑞　肖　冲　张巧玉

张　培　张　涛

天津出版传媒集团

天津科学技术出版社

图书在版编目（CIP）数据

保护孩子的牙齿 / 李江明主编. -- 天津 ： 天津科
学技术出版社，2025. 7. -- ISBN 978-7-5742-3121-4

Ⅰ. R780.1-49

中国国家版本馆CIP数据核字第202561ER24号

保护孩子的牙齿

BAOHU HAIZI DE YACHI

责任编辑：胡艳杰

出　　版：天津出版传媒集团
　　　　　天津科学技术出版社

地　　址：天津市西康路35号

邮　　编：300051

电　　话：（022）23332695

网　　址：www.tjkjcbs.com.cn

发　　行：新华书店经销

印　　刷：大厂回族自治县彩虹印刷有限公司

开本 670×950　　1/16　　印张 7　　字数 80 000

2025年7月第1版第1次印刷

定价：49.80元

前 言

牙齿，是人体最坚硬的重要器官。从最初的乳牙萌出，到恒牙逐渐替换乳牙，它们始终为我们咀嚼食物、探索美食世界服务，在我们的生活中发挥着重要作用。

在我们成长的旅程中，一口洁白、整齐、健康、坚固的牙齿，不仅是灿烂笑容的基石，更是身心健康的重要保障。健康的牙齿能让我们充分享受各类营养丰富的食物，进而为身体发育提供充足的能量；整齐美观的牙齿则有助于孩子自信、阳光地表达自我，积极融入社交生活。

然而，现实中，孩子们的牙齿却面临着诸多挑战：不良的饮食习惯，错误的刷牙方式，长期的吮指、咬唇等不良习惯，不仅会引发龋齿、牙龈炎、牙周炎等口腔疾病，还可能进一步影响孩子的健康和容貌。

《保护孩子的牙齿》正是在这样的背景下应运而生。本书旨在为大家提供通俗易懂、科学实用的牙齿保护知识，包括牙齿的发育、口腔卫生习惯的养成，常见口腔问题的预防与应对。期待孩子们能在轻松愉快的阅读中，了解牙齿的奥秘，养成良好的口腔卫生习惯，拥有一口健康洁白的牙齿，绽放自信灿烂的笑容。

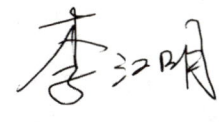

目录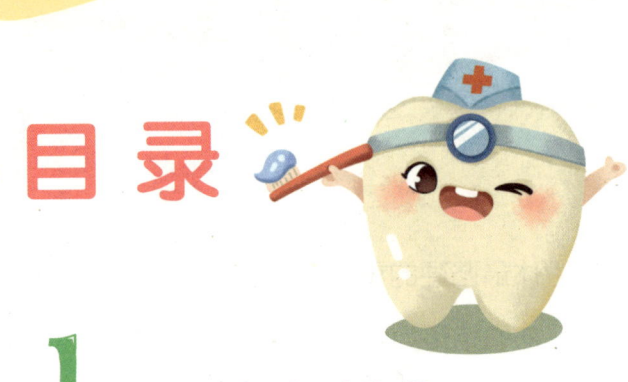

1 牙齿是怎么工作的

口腔里有什么 —— 002

我的牙齿非常硬 —— 008

牙齿功能、生长顺序 —— 012

正确的咬合 —— 018

吃好吃的食物 —— 024

2 好好清洁和护理你的牙齿

预防龋齿口腔健康 —— 030

如何使用牙膏、牙刷 —— 036

食物对牙齿的影响 —— 042

神秘元素：氟 —— 046

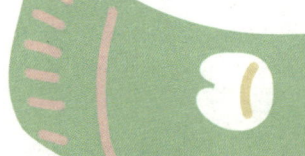

3 牙齿也会生病

牙齿过敏了 —— 050

谁把它们弄疼了 —— 052

糟糕，我有虫牙了 —— 058

牙菌斑 —— 062

为什么嘴巴臭臭的 —— 066

什么是牙结石 —— 070

牙周病及并发症 —— 074

睡觉磨牙 —— 078

4 治疗生病的牙齿

什么是窝沟封闭 —— 084

牙齿碰断了怎么办 —— 088

补牙 —— 090

牙齿的根管治疗 —— 092

让牙齿排列整齐：正畸 —— 094

爷爷的牙掉了：种牙 —— 098

牙齿能变白吗 —— 102

舒适的牙科诊所 —— 104

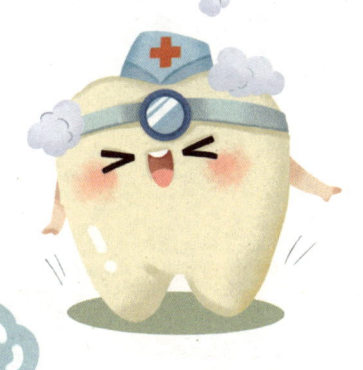

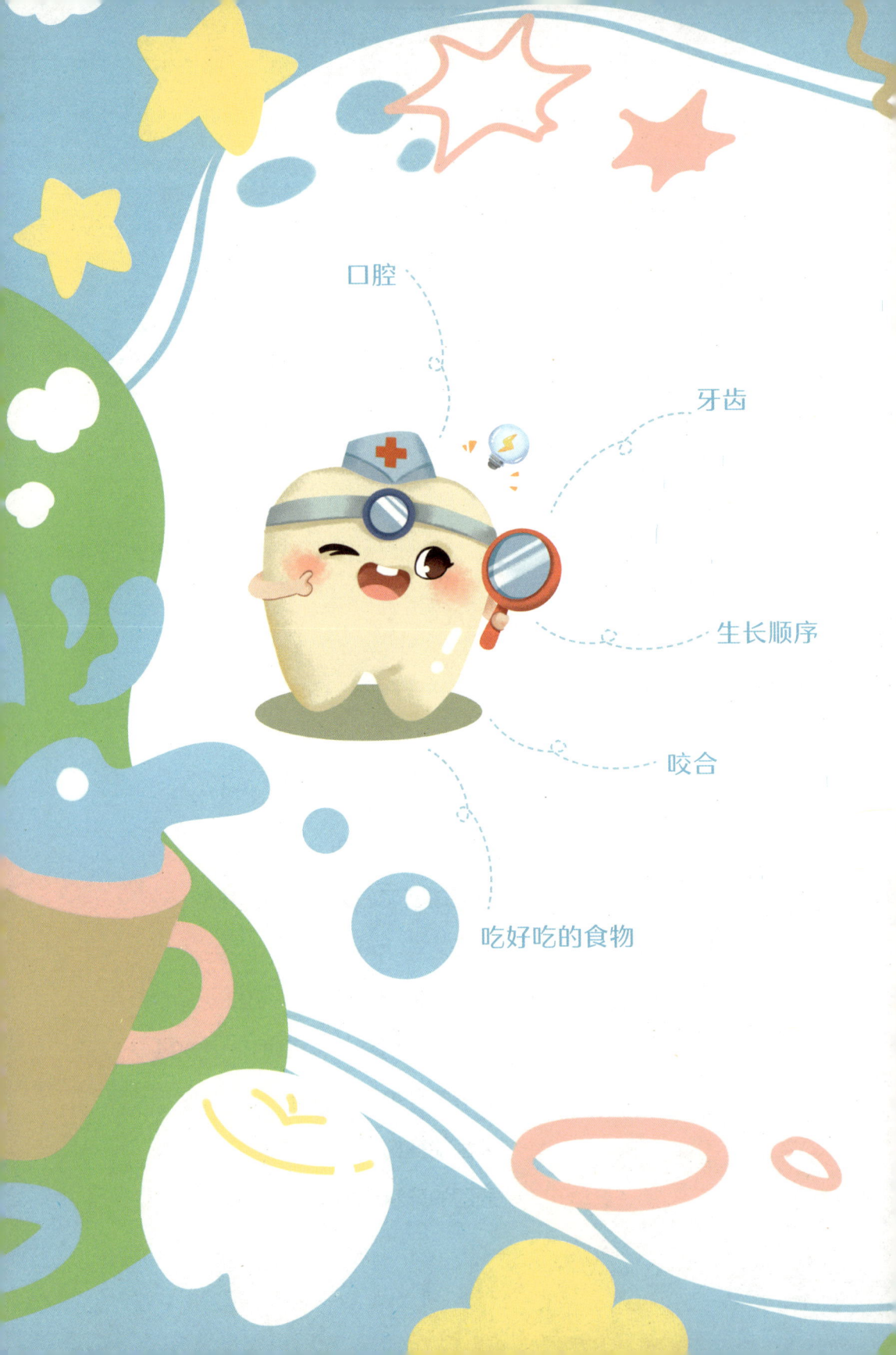

口腔

牙齿

生长顺序

咬合

吃好吃的食物

1

牙齿是怎么工作的

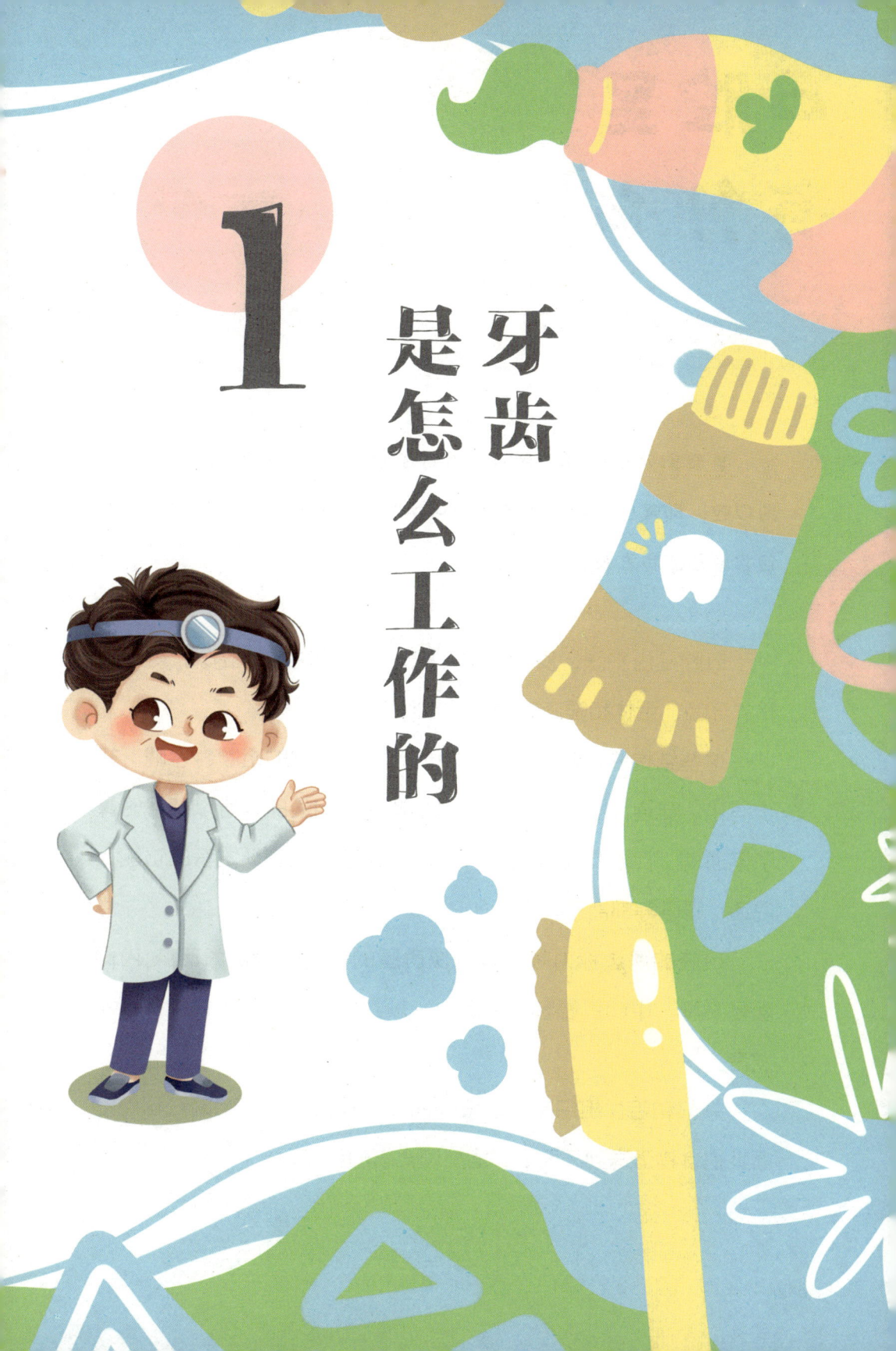

口腔里有什么

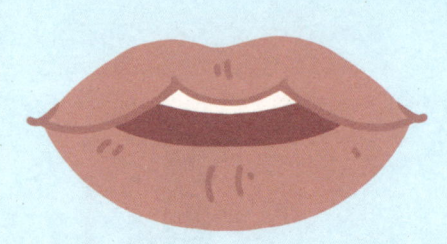

当我们照镜子时，我们会看到在面部下方1/3的位置，是我们的口腔，即嘴巴。轻轻张开嘴，可以从镜中看到自己的口腔，其中包含着牙齿和舌头等内容物。

口腔是由皮肤、皮下组织、肌肉、黏膜围成的腔隙，内含颌骨、牙齿、舌体和唾液腺等组织与器官。

这些结构联合起来，帮助我们完成对食物的咀嚼、吞咽、初步消化、味道品鉴；口腔与鼻腔在咽部是相通的，所以感冒时鼻子不通气，口腔代替鼻腔进行呼吸；口腔还有辅助发音的功能，说话、唱歌等都离不开它。

口腔的两边称为颊部，就像房屋的墙：外侧面为皮肤，内侧面是黏膜，中间包裹着肌肉组织。颊部协助我们咀嚼食物并辅助发音。

颊部和舌体组织是混合食物的"搅拌机"，在咀嚼过程中不断地把食物运送到牙面上，能加速食物的粉碎。

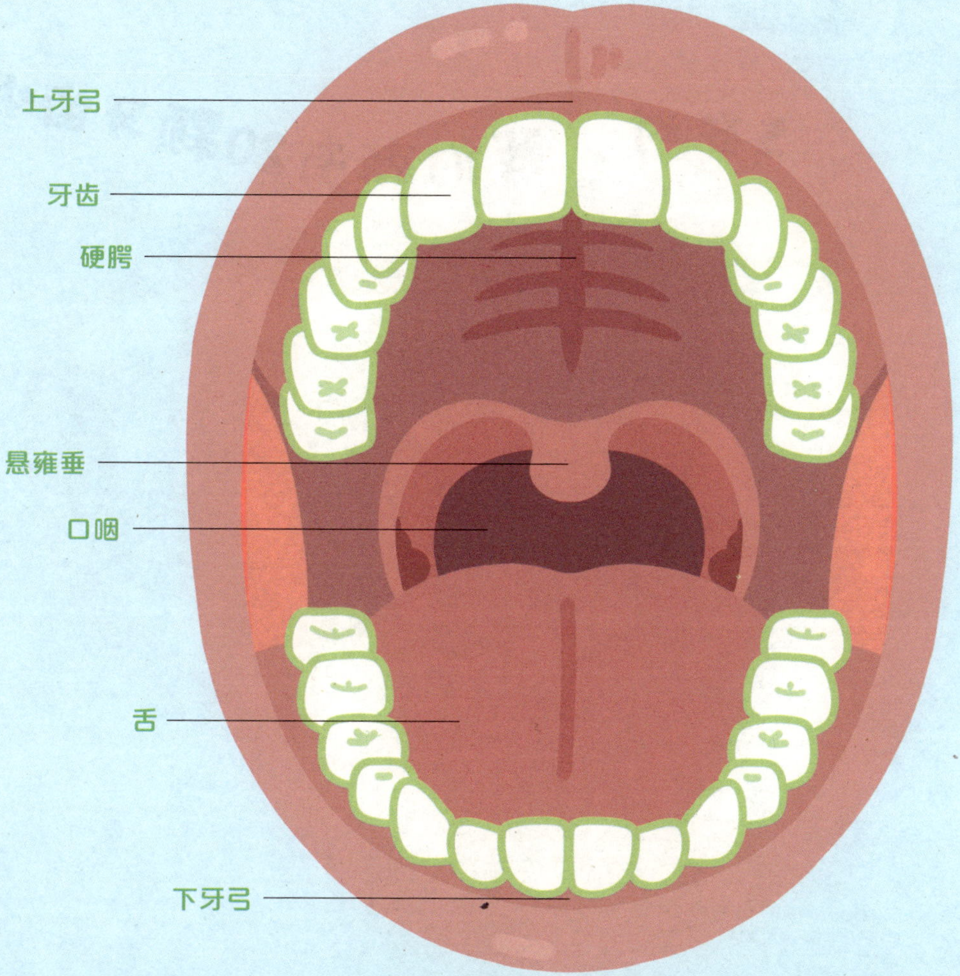

上牙弓
牙齿
硬腭
悬雍垂
口咽
舌
下牙弓

口腔

小贴士

牙齿生长的地方叫颌骨。牙齿沿着颌骨依次排列成弓形，称为牙弓。上下牙弓是左右对称的。

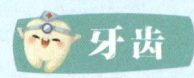 牙齿

5岁时，我们就有20颗牙齿啦！

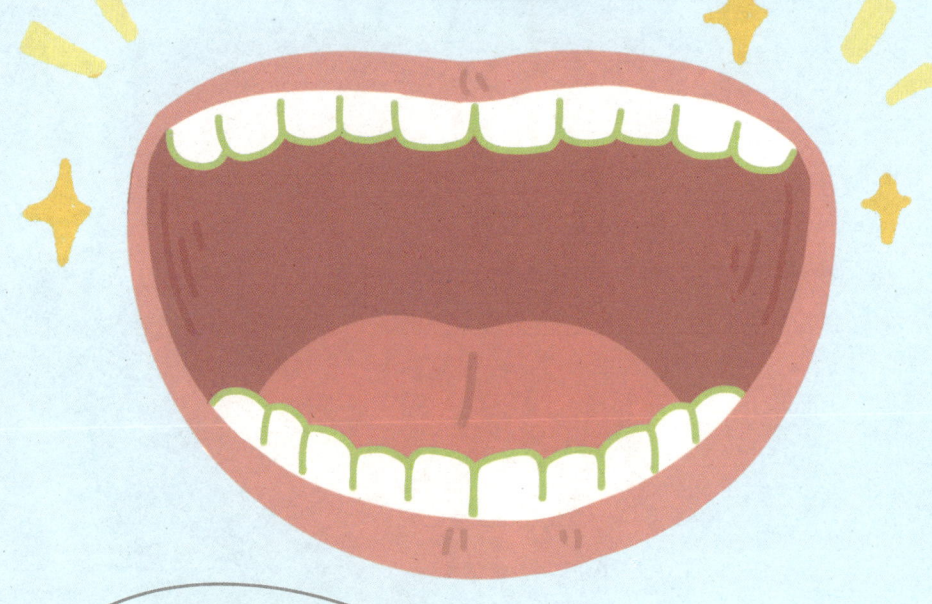

幼年时期，我们上下颌左右侧各有5颗乳牙，全口共有20颗乳牙；6岁以后，恒牙开始萌出，并逐渐替换所有乳牙。成年后共有28~32颗恒牙。

两侧牙齿都要咀嚼，保持面部对称！

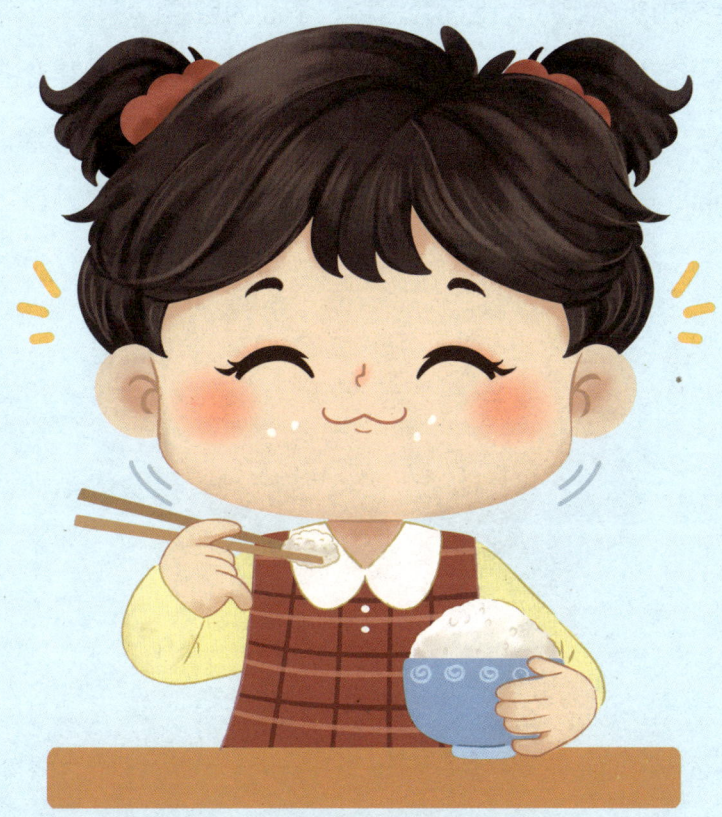

📎 小贴士

口腔中排列整齐、洁白闪亮的牙齿和完美的上下唇的形态，是维护我们得体外形必不可少的组成部分。

口腔的组织结构精密而完善，是多功能的器官系统，维护口腔健康，对我们青少年的身体健康和茁壮成长会产生积极的影响。

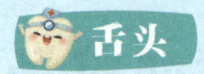 **舌头**

舌头由肌肉组成，上面为舌背，下面为舌腹。

我们照镜子时，伸出舌头，可以看到舌背上分布着密密麻麻的"小疙瘩"，学名叫舌乳头。舌内大量味觉神经末梢能够感知食物的酸、甜、苦、咸。

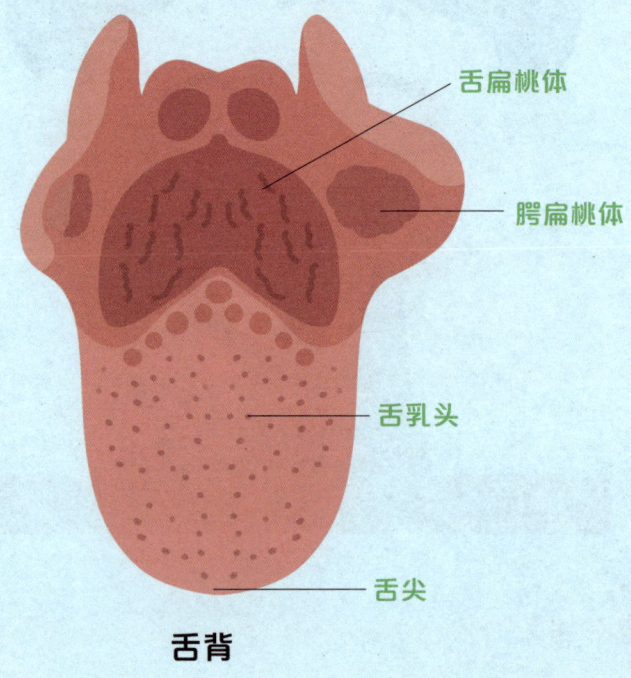

舌扁桃体

腭扁桃体

舌乳头

舌尖

舌背

抬起舌头，舌的下方叫作口底，是口腔的"地板"，由黏膜、肌肉和唾液腺体构成。

黏膜下方有丰富的毛细血管。口底肌肉向上方收缩时，就能抬升舌头，也就是刚才的动作。当口底肌肉放松下沉时，口腔内部空间会扩大，发音时能产生较大的共鸣音。

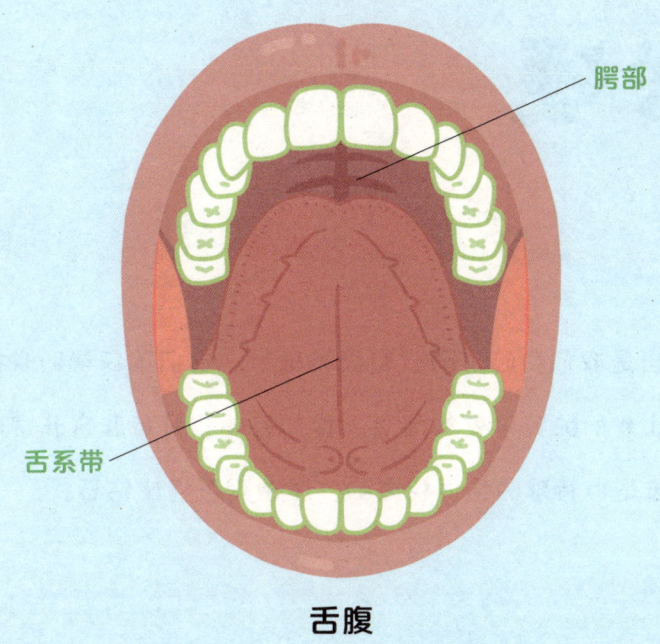

膀部

舌系带

舌腹

　　口底还有丰富的唾液腺，分泌的黏液称为唾液，又称口水，这是口腔中的润滑剂——湿化、黏化食物团，更利于吞咽。同时，其中的抑菌成分对维护口腔及身体健康有非常重要的作用；唾液中的钙、磷等成分，对于维护牙齿健康也发挥着重要作用。

　　最后来看一下口腔的"顶棚"——膀部，膀部是鼻腔和口腔的分界线，前2/3由坚硬的骨板作为衬底，称为硬腭，后1/3由腭腱膜和腭部肌肉组成，称为软腭。

　　通过舌头和上方的膀部对食物或水进行挤压，就能完成吞咽。当膀部先天发育异常时，形成腭裂畸形，此时发音和吞咽均会受到影响。

我的牙齿非常硬

牙齿是我们口腔里的"超级英雄"。它们不仅帮助我们咀嚼食物，还让我们的笑容更加灿烂。你知道吗？牙齿非常非常硬！这是因为牙齿是由特殊的物质构成的，坚硬程度堪比钻石。

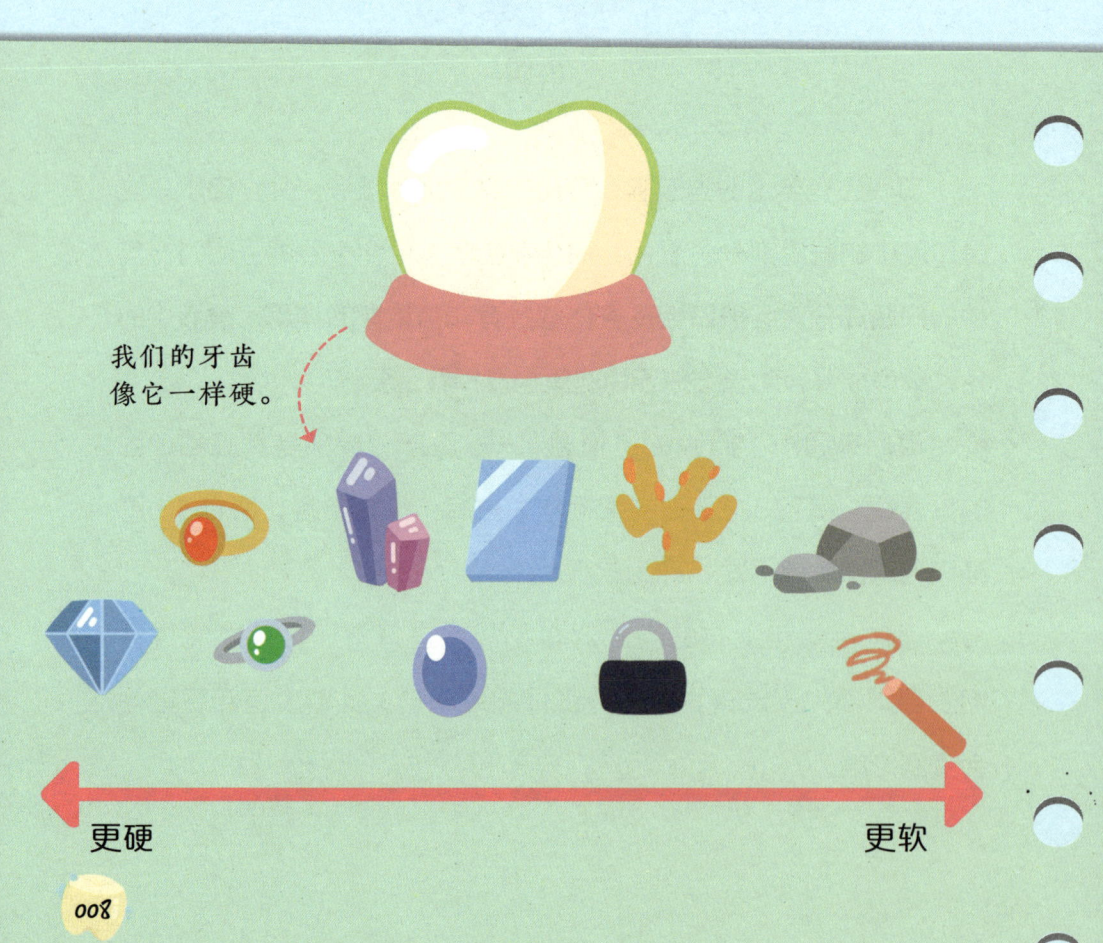

我们的牙齿像它一样硬。

更硬　　　　　　　　　　　　　　　　　更软

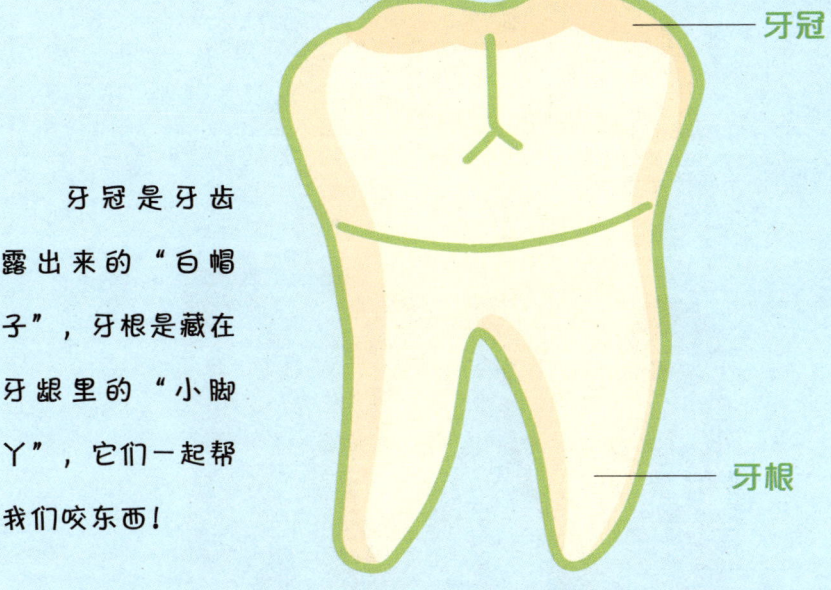

牙冠

牙根

牙冠是牙齿露出来的"白帽子"，牙根是藏在牙龈里的"小脚丫"，它们一起帮我们咬东西！

　　牙齿虽小，但是其内部结构一点都不简单，坚硬的部分由三种硬组织组成：牙釉质、牙本质和牙骨质。其内部还有两种软组织：牙髓和牙周膜，对咬合进行缓冲。

　　牙釉质　牙釉质由非常坚硬的矿物质构成，呈白色半透明状，是人体内最坚硬的组织，像城墙一样保护着我们的牙齿城堡。

　　在显微镜下，釉质由无数根釉柱组成，有点像抱成一团的筷子，不会轻易被折断。为了能更好地抵抗外力，部分釉柱还盘旋扭结在一起，使釉质更坚固。但它是硬而脆的，像刀刃，压力过大的时候，就会崩刃。对一把好刀而言，刀刃用硬钢，刀身就要用柔韧点的钢，这样才锋利耐用。牙釉质和牙本质结合后就是这样的结构。

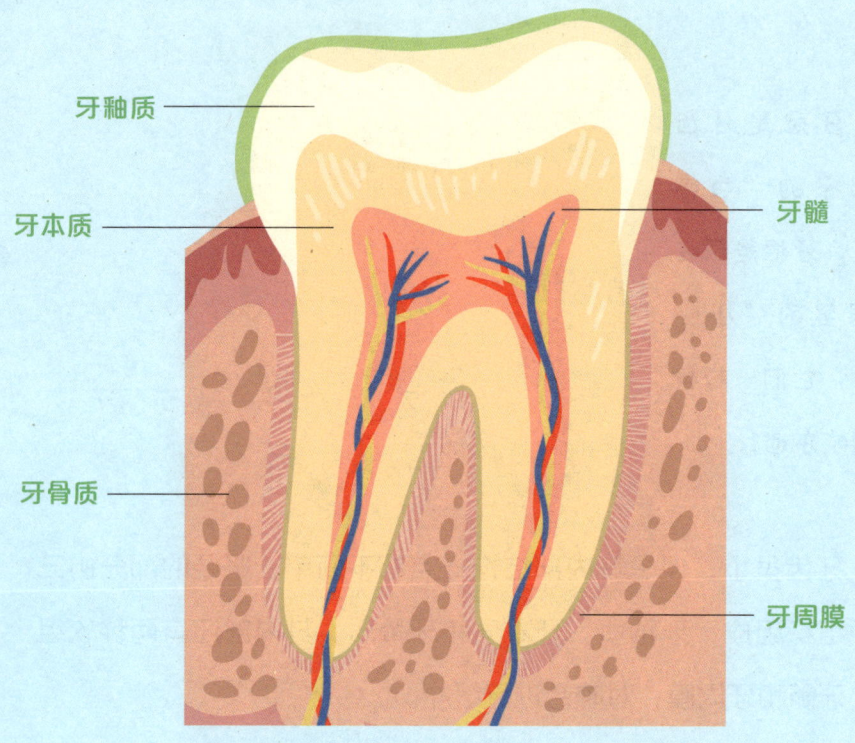

牙釉质

牙本质

牙骨质

牙髓

牙周膜

牙本质　牙釉质的内层是淡黄色的第二种硬组织——牙本质，它可是牙齿的主体结构。它比釉质软（含有70%的无机盐），但韧性比釉质强得多，还有一定的弹性，可以保护牙齿内部不受伤害。

　　牙本质并不是均匀一致的实心结构，其内部由无数毛细的小管构成，小管里面布满神经末梢感受器，能够感知温度变化和压力变化，使我们在进食过冷或过热食物时，大脑就会知道：不能强行吞咽，要保护我们的消化道黏膜不被冻伤或烫伤！

牙骨质 在牙根部的牙本质外面，覆盖着第三种硬组织——牙骨质。它们的硬度类似骨组织，含有55%的无机盐。牙骨质里面有各种纤维穿出，像吊床一样把牙齿悬吊在牙槽窝里。

牙周膜 连接牙骨质的纤维又称牙周膜，是组成牙齿的一种软组织，有很高的强度。里面的压力感受器可以感知力量的方向和大小，对过大的压力进行缓冲，这个结构与汽车的减震器异曲同工。

牙髓 牙齿里另一种软组织是牙髓，又叫牙神经，感觉非常灵敏，一旦发炎或损伤，会引起剧痛。

另外还有血管与淋巴管、结缔组织和成牙本质细胞，它们共同发挥着给牙齿提供营养和促进新陈代谢的作用，同时也可感知外部环境。正是因为它们的存在，牙齿才能长期维持既灵敏又坚固的特性。

小贴士

牙齿的这五个组成部分都是不可或缺的，依靠它们的通力合作，牙齿才能既坚硬，又有韧性，长期坚守在口腔里，完成对食物的切割、撕裂与研磨，使我们获取营养，茁壮成长。

牙齿功能、生长顺序

牙齿功能

为什么我们的牙齿有不同的大小和形状呢？因为它们各司其职，发挥着不同的作用，因此可以将牙齿分为以下四类。

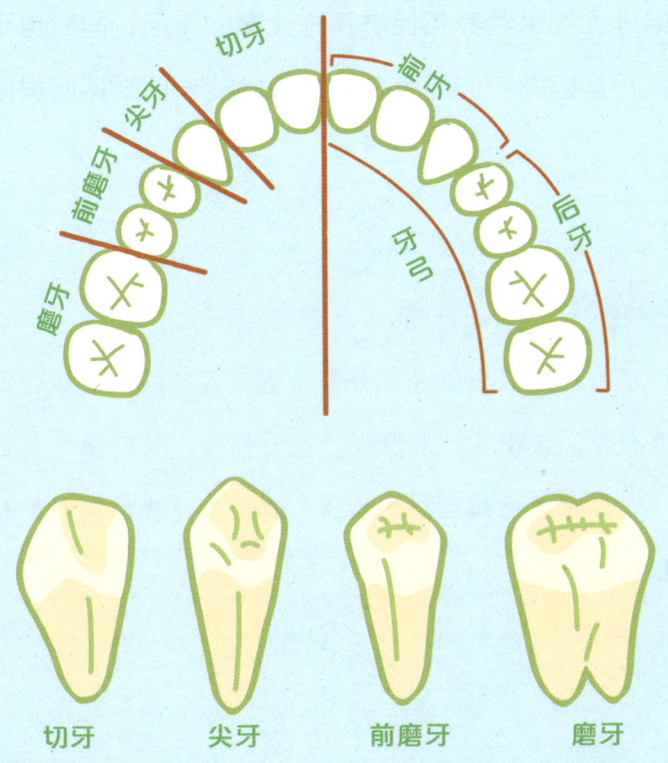

切牙　　尖牙　　前磨牙　　磨牙

1 切牙位于口腔前部，有一个很薄的切端，像菜刀，用来分割大块食物。一般不需要很大的力，故为单根牙。

2 尖牙位于口角，特点是有一个突出的牙尖，像匕首，以便撕裂、穿透食物，俗称犬齿、虎牙。由于撕裂所需力量较大，所以尖牙比较粗壮，牙根也更长、更大，通常是口腔内保留时间最长久的牙齿。

3 前磨牙位于尖牙之后、磨牙之前，功能是协助尖牙撕裂并帮助磨牙研磨食物。牙根为扁根，有的有分叉。

4 磨牙位于前磨牙之后，体积比前磨牙要大许多，咬合面宽大，形态复杂，就像磨盘一样，与对颌牙尖窝相对，便于磨细食物。它们有多个牙根。

小贴士

切牙和尖牙位于牙弓的前部，故称前牙；前磨牙和磨牙位于牙弓的后部，故称后牙。

你知道吗？人类从出生到成年，共有两副牙齿：第一副为乳牙，共20颗；第二副为恒牙，共28~32颗。

乳牙萌出

乳牙萌出是婴儿发育的重要标志，通常从6个月左右开始，至2.5~3岁完成全部20颗乳牙的生长。不过，有些婴儿可能在4个月萌出第一颗牙，也有晚至12个月才开始萌发，均属正常范围。

另外，10%~15%的婴幼儿乳牙萌出顺序不完全符合典型规律，只要整体发育正常无需干预哦。

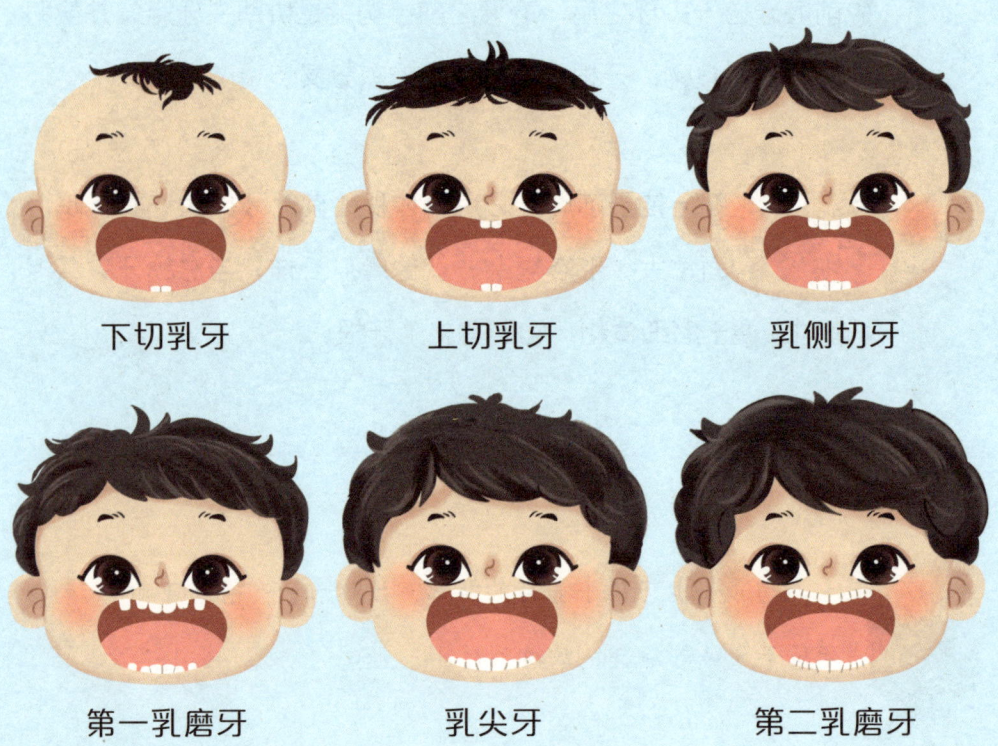

下切乳牙　　　　上切乳牙　　　　乳侧切牙

第一乳磨牙　　　　乳尖牙　　　　第二乳磨牙

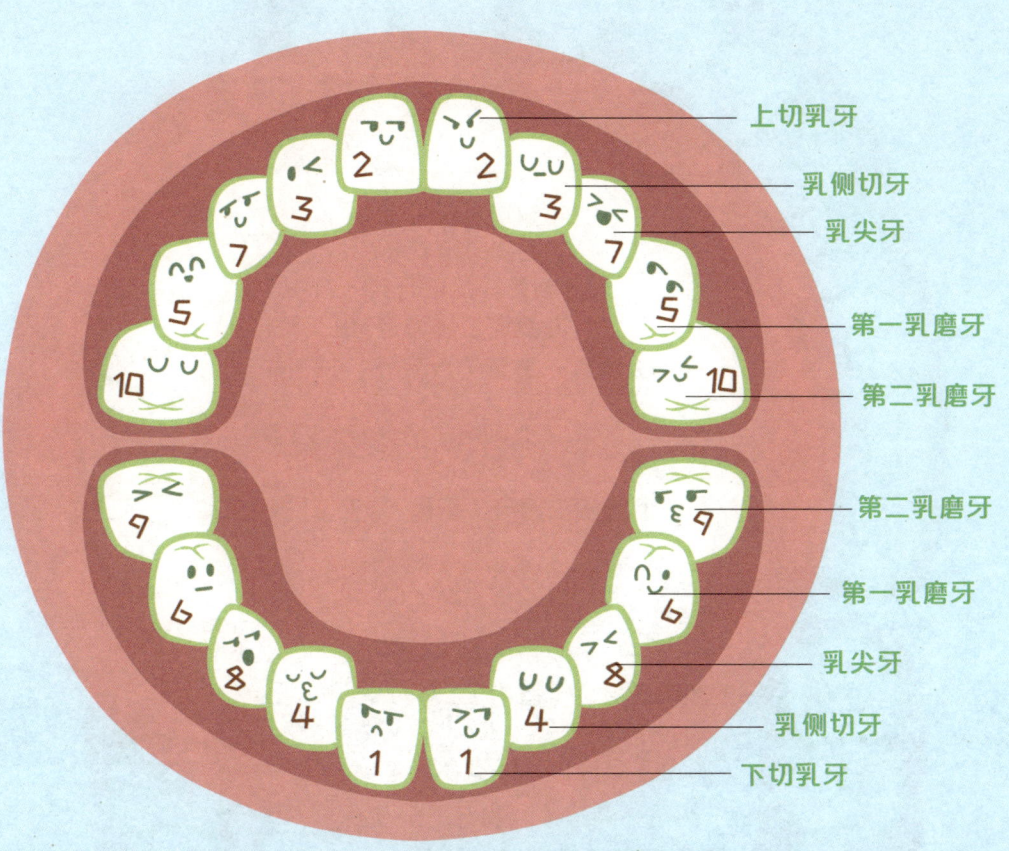

上切乳牙

乳侧切牙

乳尖牙

第一乳磨牙

第二乳磨牙

第二乳磨牙

第一乳磨牙

乳尖牙

乳侧切牙

下切乳牙

数字代表了乳牙的萌出顺序。

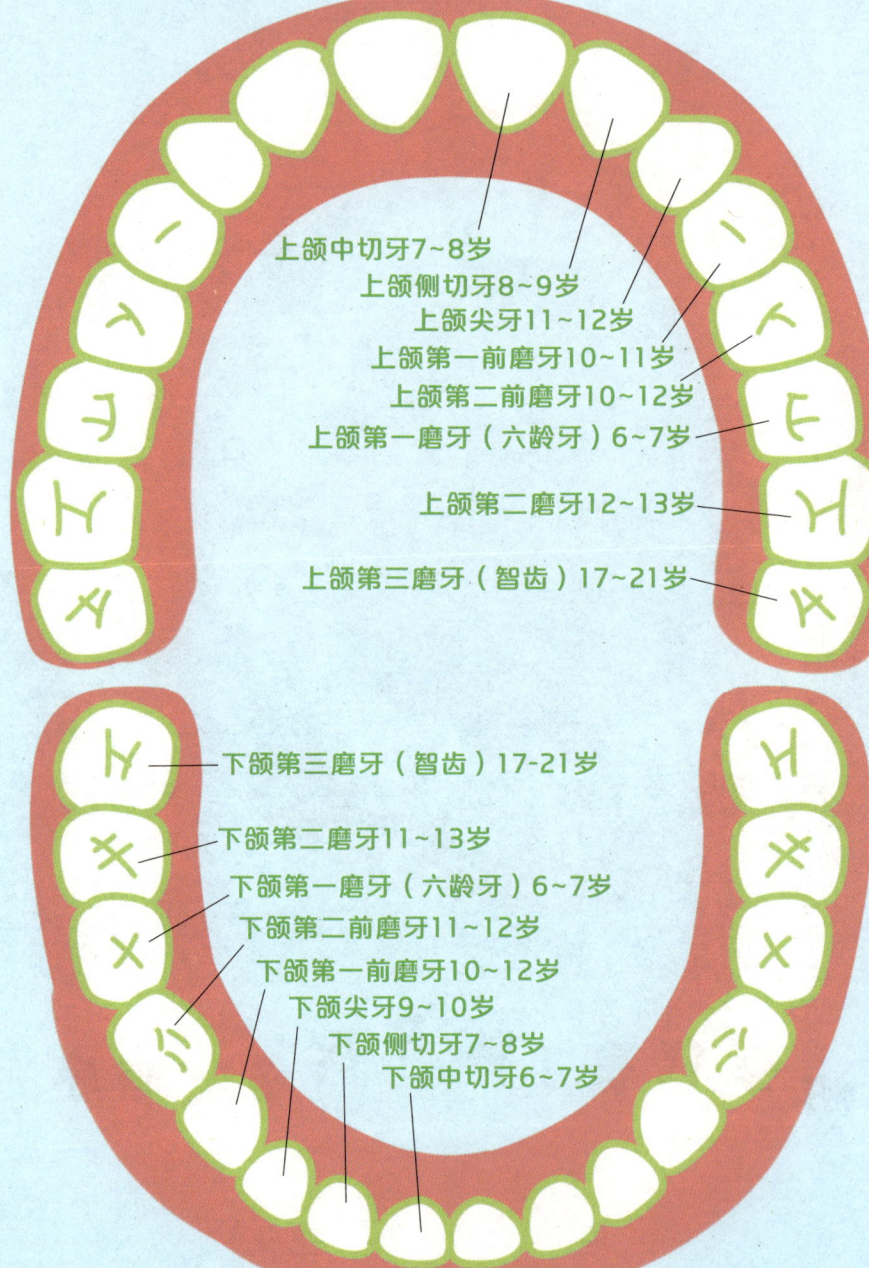

上颌中切牙7~8岁

上颌侧切牙8~9岁

上颌尖牙11~12岁

上颌第一前磨牙10~11岁

上颌第二前磨牙10~12岁

上颌第一磨牙（六龄牙）6~7岁

上颌第二磨牙12~13岁

上颌第三磨牙（智齿）17~21岁

下颌第三磨牙（智齿）17-21岁

下颌第二磨牙11~13岁

下颌第一磨牙（六龄牙）6~7岁

下颌第二前磨牙11~12岁

下颌第一前磨牙10~12岁

下颌尖牙9~10岁

下颌侧切牙7~8岁

下颌中切牙6~7岁

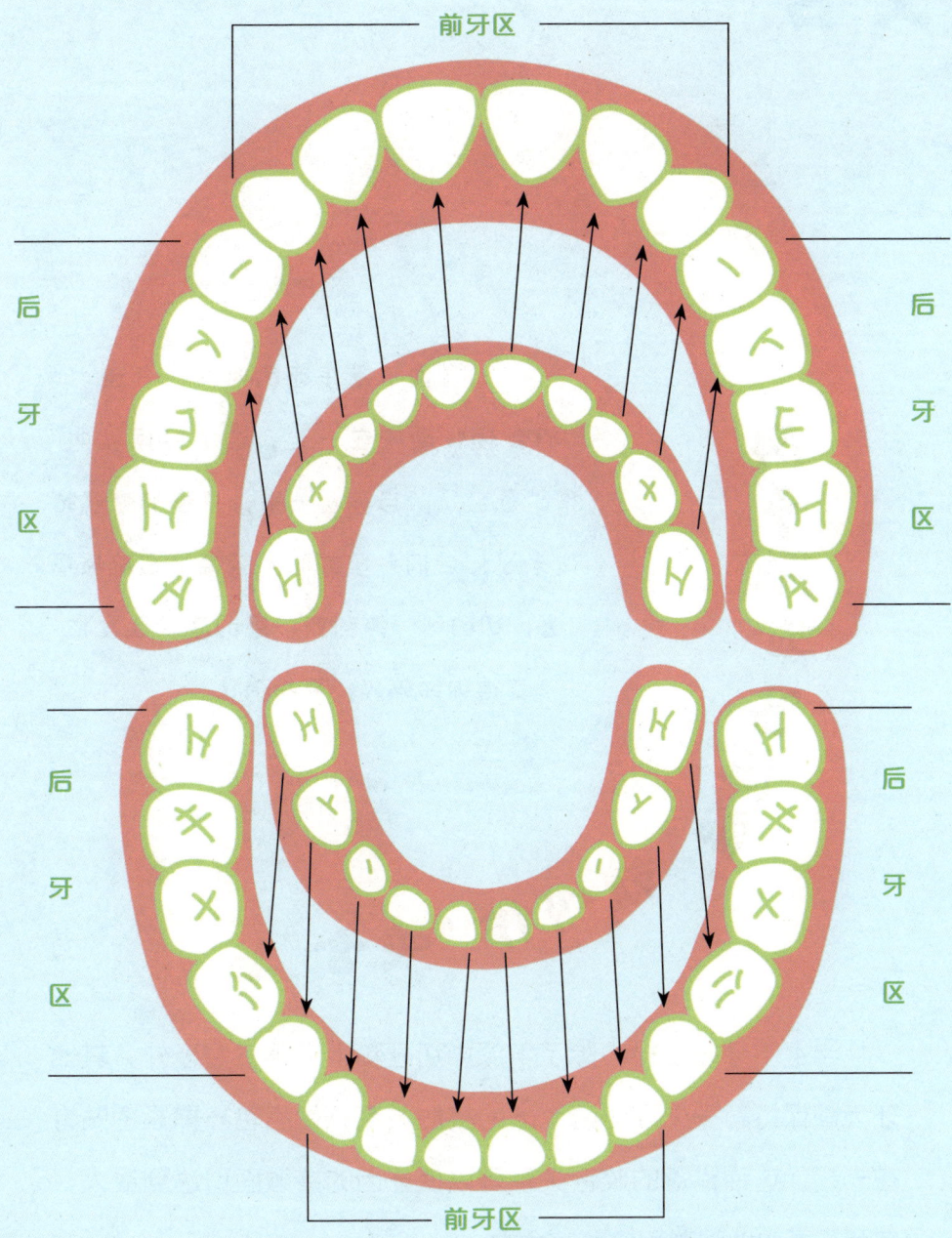

前牙区

后牙区

后牙区

后牙区

后牙区

前牙区

箭头表示乳牙脱落后，长出的相对应的恒牙。

正确的咬合

当你不吃东西的时候，牙齿们会轻轻地咬在一起，这个时候就叫作"牙合"。当美食一来，牙齿们就要忙起来了！它们各司其职，就像是在施展魔法，切的切，撕的撕，磨的磨，让食物变得细细碎碎，更易消化。

这个忙碌的过程，就叫作"咬合"。

当上下牙咬合时，除了下颌中切牙和上颌第三磨牙外，其他牙齿都保持着一个牙对两个牙的接触关系，像齿轮一样紧密贴合在一起。这种错落的咬合关系可以使牙齿的接触面积达到最大，有利于高效地咀嚼和分散咬合力。

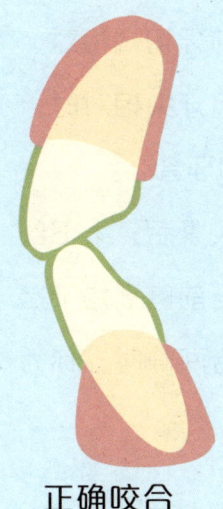

正确咬合

对照左图，观察一下自己的咬合是否正确吧！

正确的咬合关系

上前牙会包在下前牙外面，两者间需要有一定的垂直和水平距离，后牙亦是如此，我们称上颌牙盖过下颌的水平距离为"覆盖"。正常情况下，覆盖距离不超过3mm。

不正确的咬合关系

深覆盖 超过3mm者则称为深覆盖，又称"龅牙"。

上下牙的前后距离超过3mm者为Ⅰ度深覆盖。

超过5mm者为Ⅱ度深覆盖。

超过7mm者为Ⅲ度深覆盖。

反牙合 当所有牙齿咬住时，如果下前牙位于上前牙外侧面，或下后牙突出于上后牙的外侧，呈现反覆盖现象，我们称为"反牙合"。

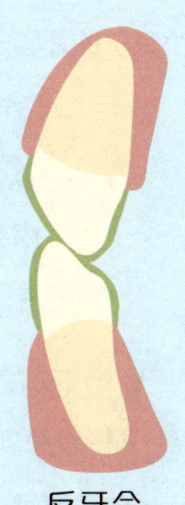

反牙合

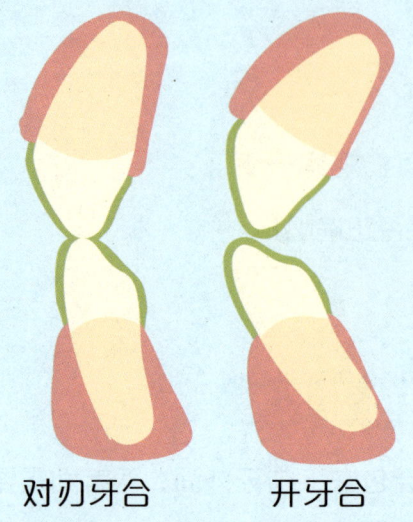

对刃牙合　　　开牙合

当上下前牙切端相对，或者后牙上下牙尖相对时，则称为"对刃牙合"。

若后牙咬紧后，上下部分前牙，甚至前磨牙均不接触，存在咬合间隙时，称为"开牙合"。

为什么会出现咬合异常呢？

1 坏习惯捣乱

经常咬手指、咬铅笔，或者用舌头推牙齿，这些动作会让牙齿长歪。如果总用嘴巴呼吸，睡觉时嘴巴不闭紧，牙齿可能会像小兔子的牙齿一样凸出来。

2 吃东西挑食

总吃软软的食物不咀嚼，下巴骨头会变小，牙齿会挤在一起变成"小歪牙"。如果不好好吃饭缺营养，牙齿也会长歪。

3 受伤或其他意外

摔跤撞到下巴、发现龋齿没及时治疗，都可能让牙齿搬家到错误的位置哦。

现在，让我们照着镜子检查一下自己的牙齿是否有下列情况吧！

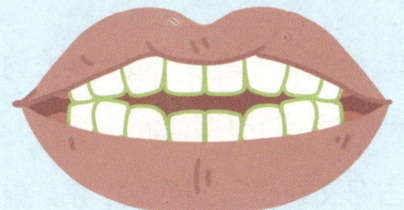

开颌

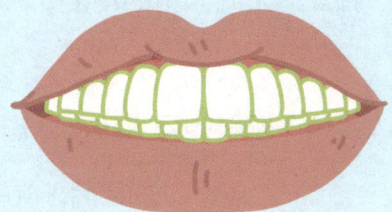

龅牙

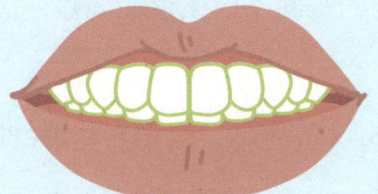

深覆合

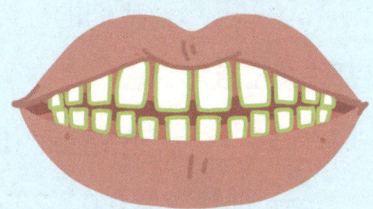

牙齿稀疏

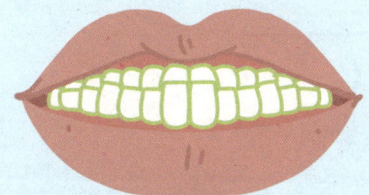

地包天

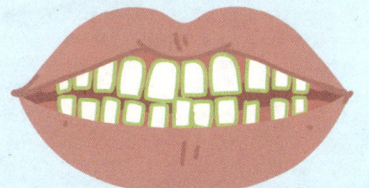

牙齿不齐

如何判断我们牙齿的咬合是否理想？

看六龄齿咬合关系 看上颌六龄齿的牙尖咬起来时，是否对着下颌六龄齿的牙窝。

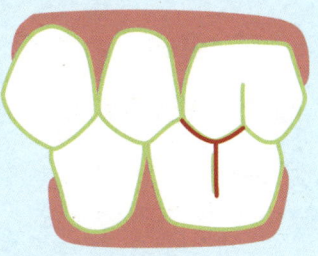

牙齿近、远中倾斜 简单讲，就是我们的上下牙都有向前一颗牙的方向倾斜的角度。

牙齿唇、舌向倾斜 牙齿向嘴唇方向（唇倾）或舌头方向（舌倾）倾斜的异常排列状态。理想咬合不会出现此情况。

牙齿旋转 如果后牙旋转，会占据较多的近远中间隙；前牙旋转正好相反，会占据较少的近远中间隙。理想咬合不会出现此情况。

牙齿间隙 我们的牙齿跟牙齿的邻面不应该存在间隙，应该都是紧密接触的。

牙弓曲线 正常颌的纵颌曲线较为平直，或稍有spee曲线。spee曲线深度在0～2.5mm。

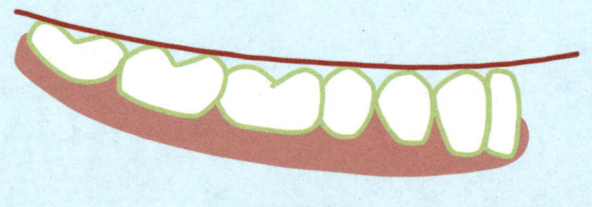

牙弓曲线

总之，当上牙盖住下牙的1/3，每颗牙齿都能找到对应的伙伴，牙尖与对颌牙窝紧密地咬合在一起时，这种咬合关系就是非常理想的。

理想的咬合关系，其口腔内牙齿和周围黏膜之间存在一定间隙，在进行切咬、咀嚼运动时，才能避免咬到周围黏膜组织和舌头。

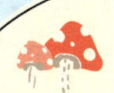

小朋友，想要牙齿乖乖地排队站好，请记住这些魔法小妙招。

每天刷牙两次 像清洁小火车轨道那样，用牙刷把每颗牙齿里外都刷干净，"龋齿怪"就不会来捣乱啦！

改掉坏习惯 不咬铅笔/手指头（它们会把牙齿推歪），睡觉时闭上小嘴巴，用鼻子呼吸。

多吃硬硬的食物 苹果、胡萝卜就像牙齿的健身器材，多咀嚼能让下巴骨头更强壮，给牙齿留出"大房间"。

定期看牙医 每半年让牙医检查牙齿"队伍"，乳牙掉得太早或不肯掉时，医生会帮忙"指挥交通"。

保护牙齿不受伤 运动时戴护齿套，就像给牙齿穿盔甲。摔跤碰到牙齿时要马上告诉爸爸妈妈。

只要坚持这些，你的牙齿就会像小士兵一样整齐又健康啦！

发现牙齿乱"排队"要及时找牙医检查，及时调整就能让牙齿变整齐啦！

吃好吃的食物

"民以食为天"，人们对吃是真的很看重哦，美食都离不开牙齿的"来料加工"。牙齿究竟是如何做到各司其职，还保质保量地完成艰巨任务的？

牙齿就像小小的工厂，每一颗都有自己的工作岗位和本领。

在"牙齿功能、生长顺序"这一篇中我们已经讲过啦，口腔内的每一颗牙齿都有特定的功能和排列位置。

上下切牙的主要功能是切割。当上下颌垂直咬合时，我们的上下切牙形成一个"小剪刀"，例如我们在吃油条时，通过"小剪刀"将油条切断，分割成小块，再吞入口腔。尖牙用于撕咬韧性强的食物，如在啃咬鸡翅、玉米等食物时发挥核心作用。

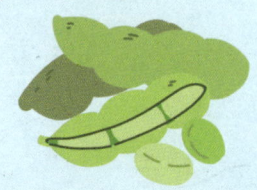

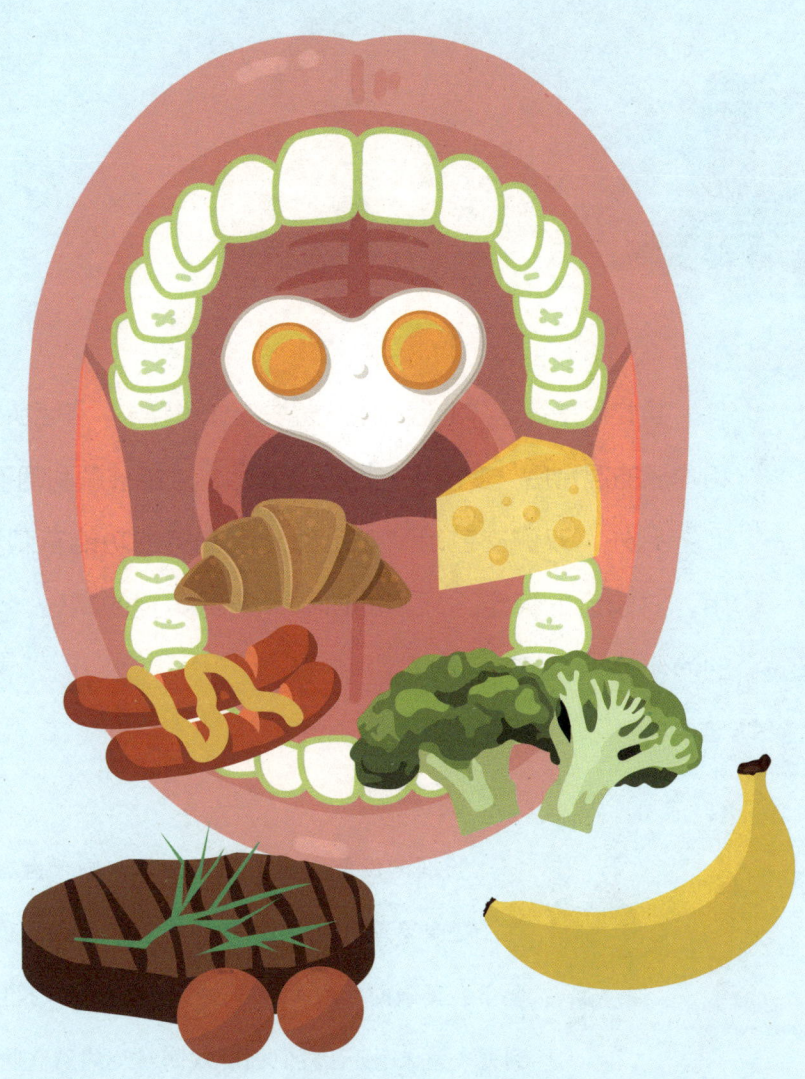

　　而后切碎、撕碎的食物就被送到后方，由前磨牙和磨牙进行后续的"精工细作"。在咀嚼肉类的时候，食物先进入牙齿最低处的窝，通过下颌的前伸和侧方运动使食物沿着牙尖向牙窝进行运动和研磨，就像捣蒜的杵和臼。这样的运动称为咀嚼运动，既能单侧运动，也能双侧交替运动。

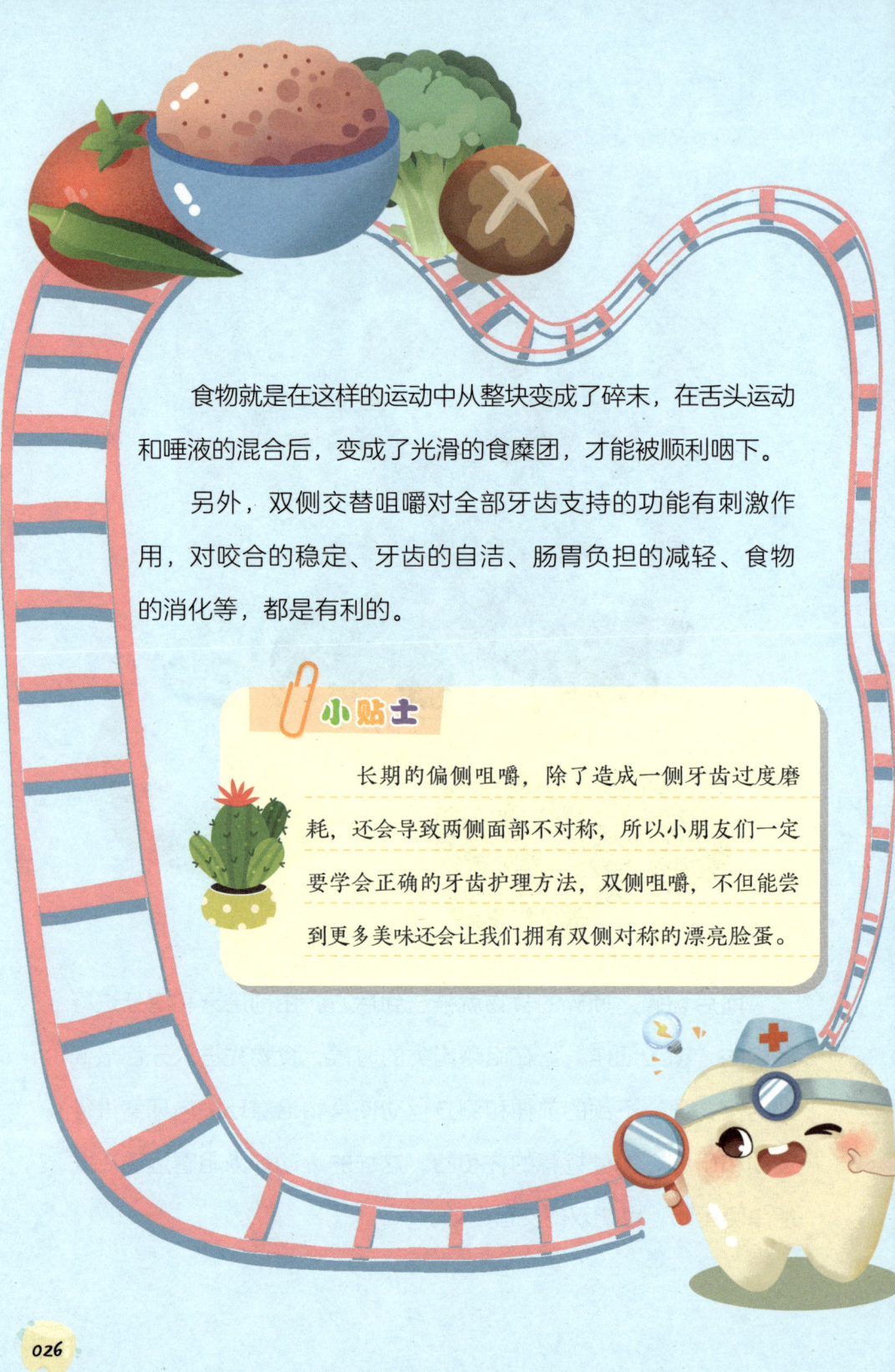

食物就是在这样的运动中从整块变成了碎末，在舌头运动和唾液的混合后，变成了光滑的食糜团，才能被顺利咽下。

另外，双侧交替咀嚼对全部牙齿支持的功能有刺激作用，对咬合的稳定、牙齿的自洁、肠胃负担的减轻、食物的消化等，都是有利的。

小贴士

长期的偏侧咀嚼，除了造成一侧牙齿过度磨耗，还会导致两侧面部不对称，所以小朋友们一定要学会正确的牙齿护理方法，双侧咀嚼，不但能尝到更多美味还会让我们拥有双侧对称的漂亮脸蛋。

味道好极了!

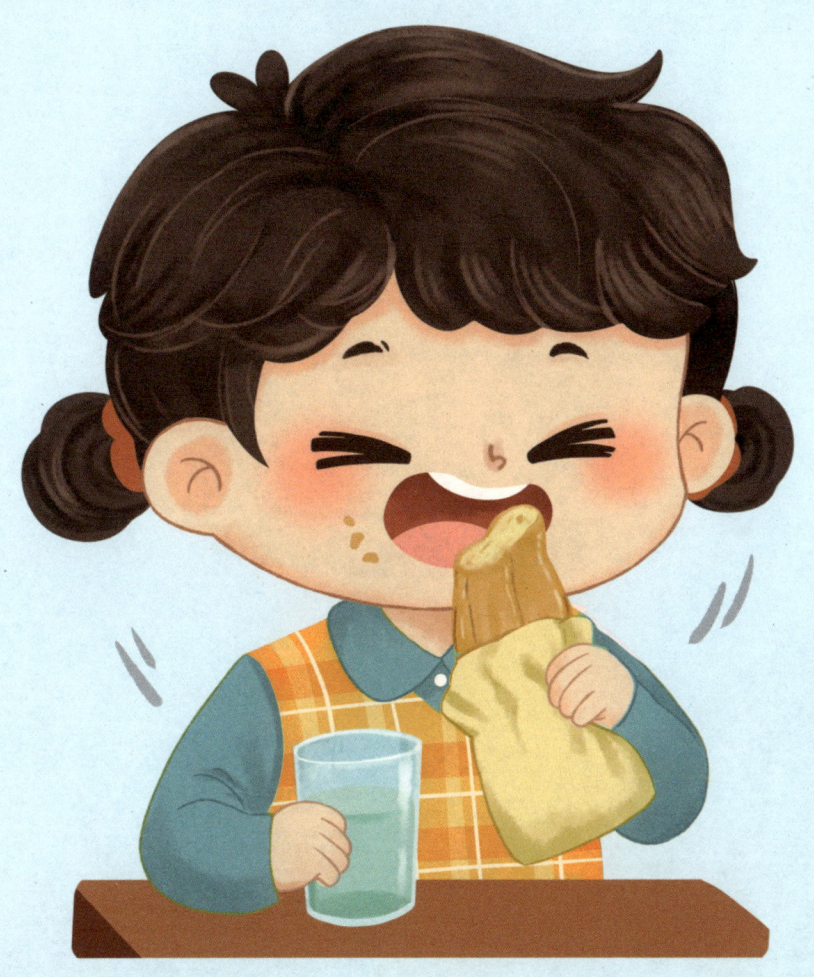

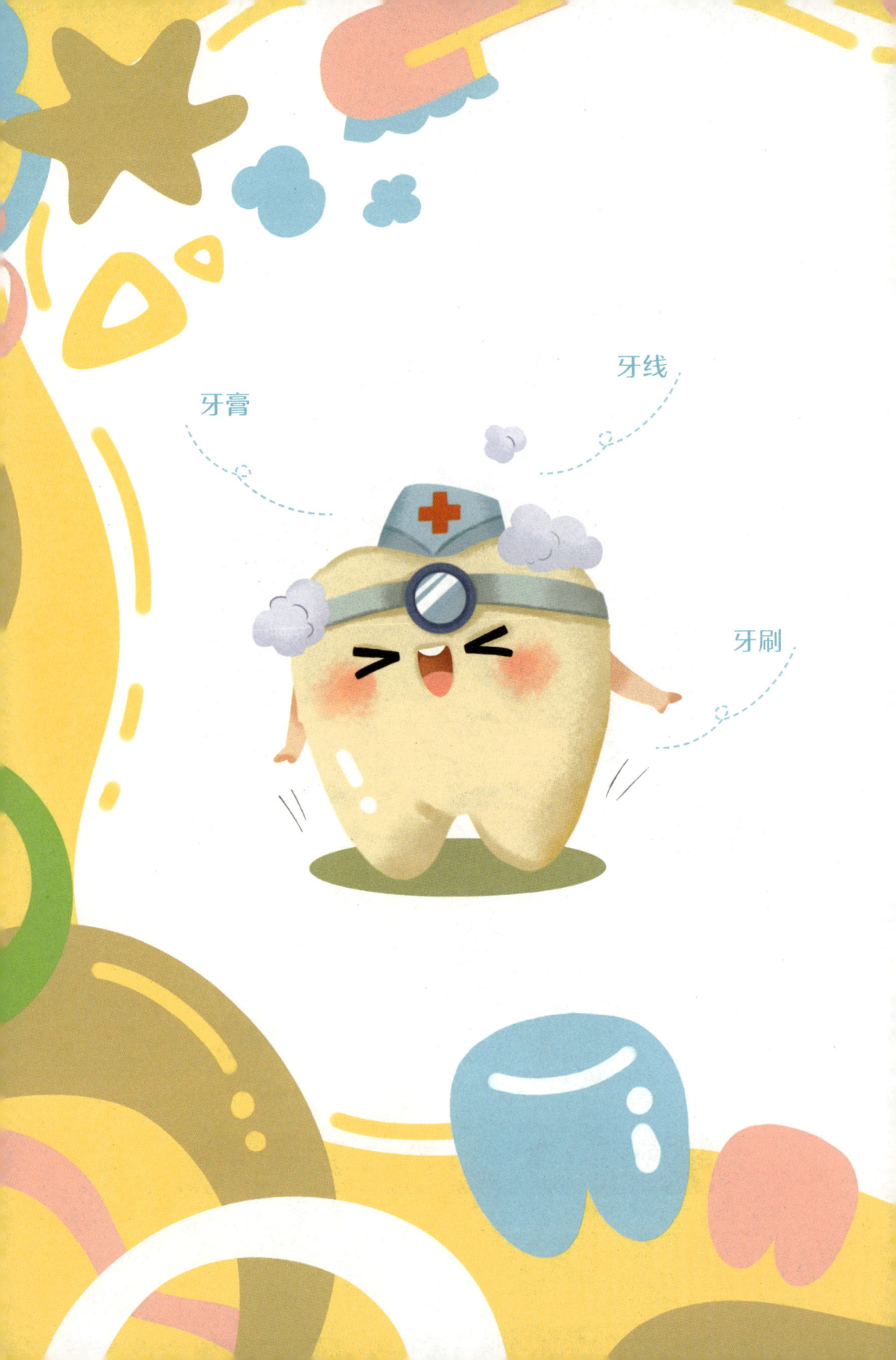

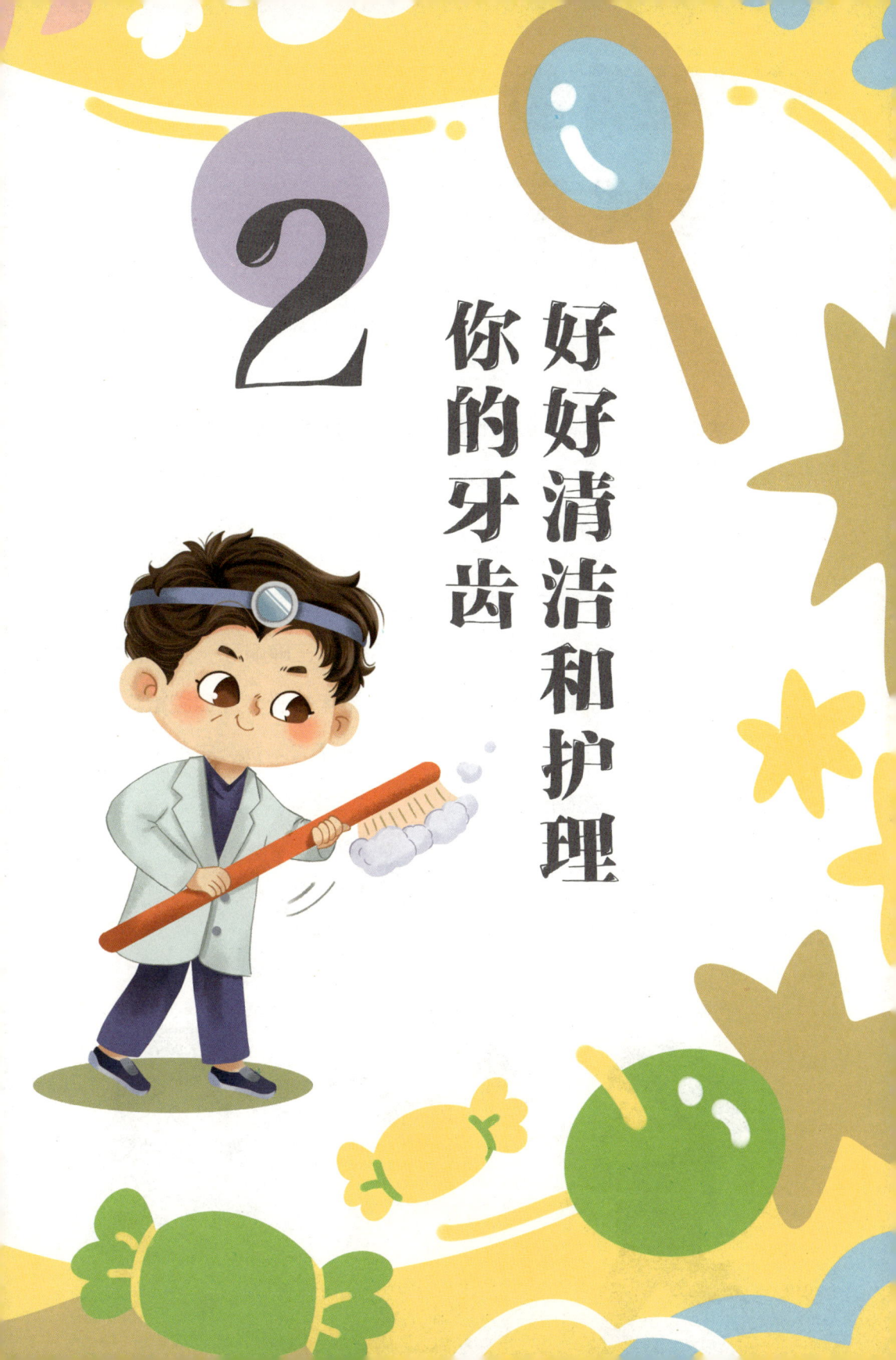

2

好好清洁和护理你的牙齿

预防龋齿
口腔健康

　　龋齿是儿童最常见的慢性疾病之一，数据显示，5岁儿童乳牙患龋率高达70%。乳牙的健康不仅影响咀嚼、发音和面容发育，更关系到恒牙的健康生长。

　　预防龋齿的关键在于科学的口腔护理和良好的生活习惯：从第一颗乳牙萌出开始清洁口腔，2岁后学习正确刷牙，限制高糖零食摄入，定期涂氟与做窝沟封闭，每半年接受专业口腔检查。我们要将护牙意识融入日常生活中，远离龋齿困扰，守护灿烂笑容，为长期的口腔健康奠定基础。

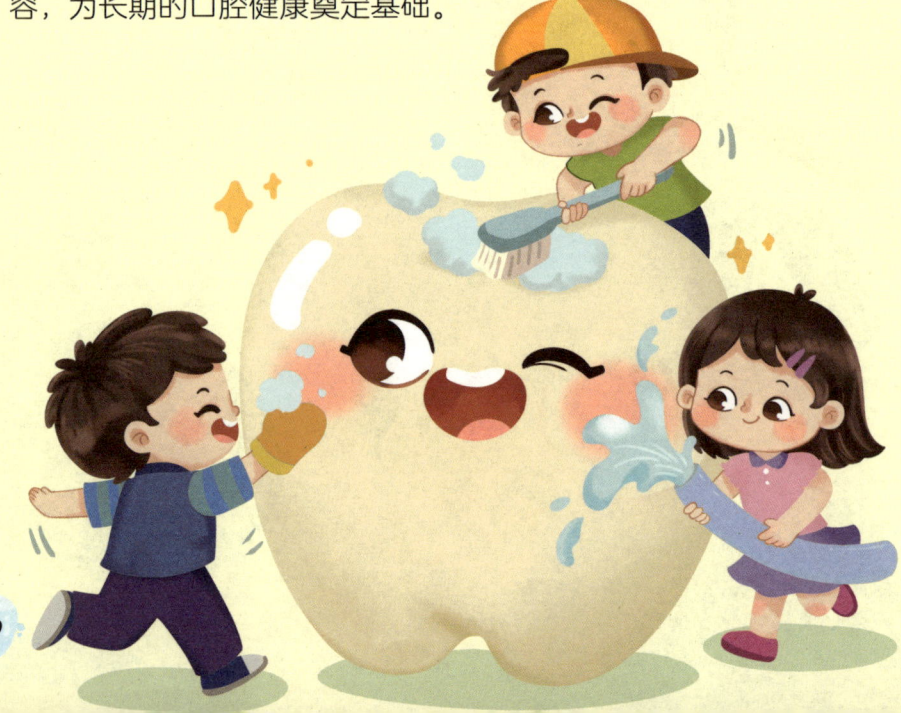

1 饭后漱口

三餐后、吃零食和喝饮料后，应及时漱口，清除口腔内的食物残渣和部分软垢，保持口腔清洁。

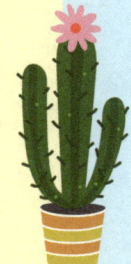

小贴士

无论是清水、淡盐水，还是市面上的各种漱口水，都只能起到辅助清洁的作用，它们无法去除牙菌斑，因而并不能替代刷牙。

2 每日刷牙两次

6岁以上的小朋友和成人每天使用含氟牙膏刷牙两次，可以有效预防龋齿。

3 定期洗牙

每半年至一年进行一次超声波洁牙，清除牙结石和顽固菌斑，预防牙周疾病。

4 饮食习惯

限制高糖食物和饮料的摄入；

饮食均衡，多摄入富含钙、磷、维生素的食物；

清洁口腔内长时间停留的食物；

睡前、饭前不吃零食、喝饮料等。

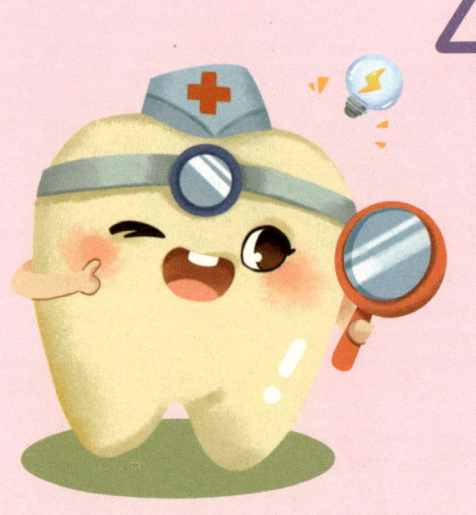

小朋友们还可以借助专业口腔防护方法来预防龋齿。

1 使用氟化物

可视不同情况选择不同氟化物来预防龋齿，如：含氟牙膏、含氟漱口水、含氟凝胶、含氟泡沫等。对于容易患龋齿的人群应定期用氟，也可以让专业的医生帮助定期涂氟。

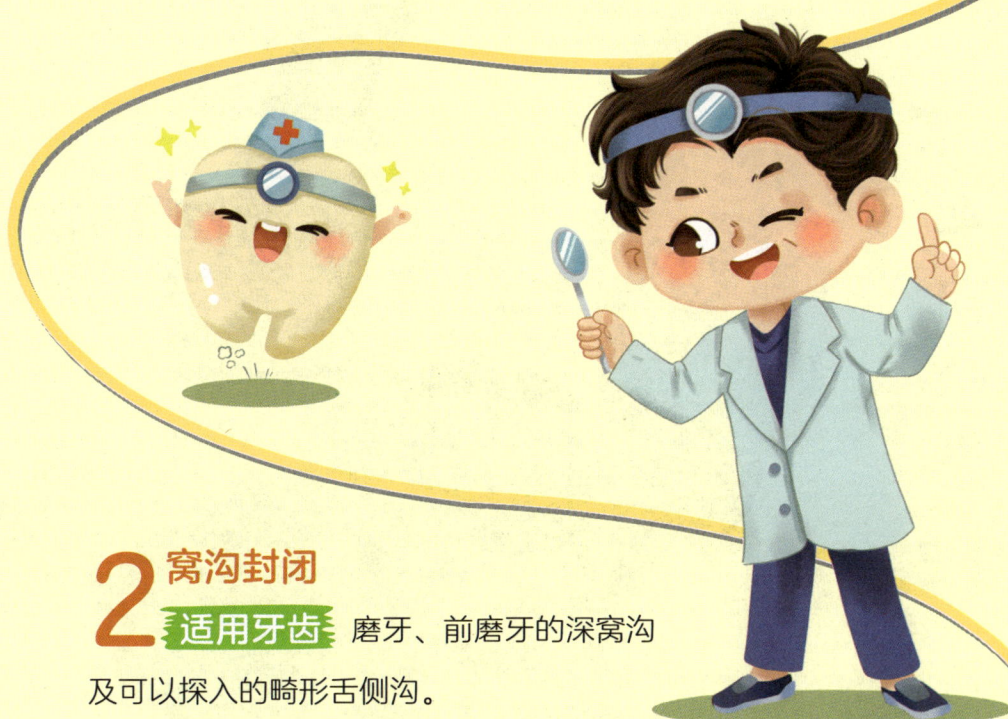

2 窝沟封闭

适用牙齿 磨牙、前磨牙的深窝沟及可以探入的畸形舌侧沟。

适宜时间 牙齿完全萌出且龋齿还未发生时，乳磨牙在3～4岁，第一恒磨牙在6～7岁，第二恒磨牙在11～13岁为最适宜的年龄段。

3 定期口腔检查

建议3~6岁的小朋友每3~6个月进行一次口腔检查，6岁以上的小朋友及成人应每半年到一年进行一次口腔检查，对牙齿问题做到早发现、早治疗。如果口腔里总是发酸、发苦或是臭臭的，要及时告诉爸妈，尽快就医。

要定期检查口腔哦

青少年口腔检查指南

1 检查频率和内容

普通青少年：每6个月至1年进行一次全面检查，涵盖牙齿、牙周、黏膜及咬合关系的评估。

高风险人群：若有龋齿史、正畸需求、颞下颌关节症状或不良习惯（如口呼吸、咬笔），建议每3~6个月检查一次。

2 预防疾病

定期检查可发现微小龋洞或牙龈炎症，避免发展为深层感染或牙齿脱落。

青少年换牙期（6~12岁）易出现双排牙、恒牙萌出异常等问题，及时干预可减少牙齿畸形风险。

3 行动建议

每日刷牙2次、使用含氟牙膏，并减少高糖零食摄入。

12~14岁是黄金矫正期，如出现牙齿拥挤、反颌等问题时，应及时接受治疗。

如何使用牙膏、牙刷

保持口腔清洁对于我们的健康至关重要，而牙膏、牙刷和牙线是日常口腔护理的重要工具。

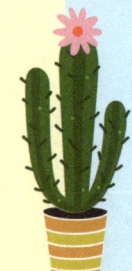

小贴士

3岁以下的儿童，由于还不会漱口，往往会在刷牙后吞咽部分牙膏，因此不要选用含氟牙膏。

1 牙膏的使用

牙膏中的活性成分有助于去除牙菌斑、预防龋齿和改善口腔问题。挤适量牙膏（通常为豌豆大小）于牙刷上。刷牙时，让牙膏在口腔中充分发挥作用，刷牙时间不少于2分钟。

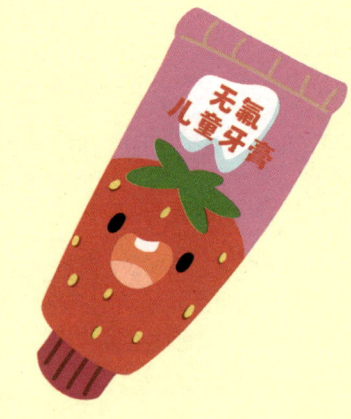

无氟儿童牙膏

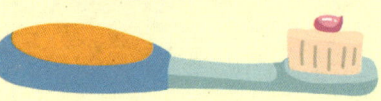

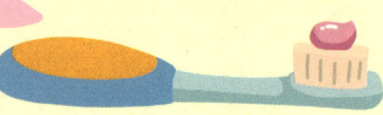

0~3岁 一粒大米　　　　　　3~6岁 一颗豌豆

2 牙刷的使用

首先要选择柔软磨圆刷毛的牙刷，牙刷头大约两个半门牙的宽度，手柄应防滑，利于小手握持。每次刷2~3颗牙齿，移动位置时要覆盖住1颗刷过的牙齿，而后重复序列动作，确保牙齿的每个面都能被清洁到。每天应保证刷牙2次，每次不少于2分钟。

小贴士

8岁以下儿童刷牙时需家长辅助，确保刷牙时长≥2分钟（使用圆弧或巴氏刷牙法）；每3个月更换一次牙刷，以保持牙刷的清洁功能和有效性；儿童正畸期间需选择专用正畸刷头。

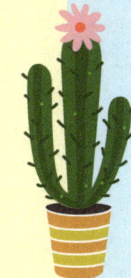

3 牙线棒的使用

将牙线紧贴其中一颗牙齿的邻面，轻轻上下移动牙线，刮除牙缝中的食物残渣和牙菌斑，动作要轻柔。另外，牙线棒是一次性用品，不可重复使用。

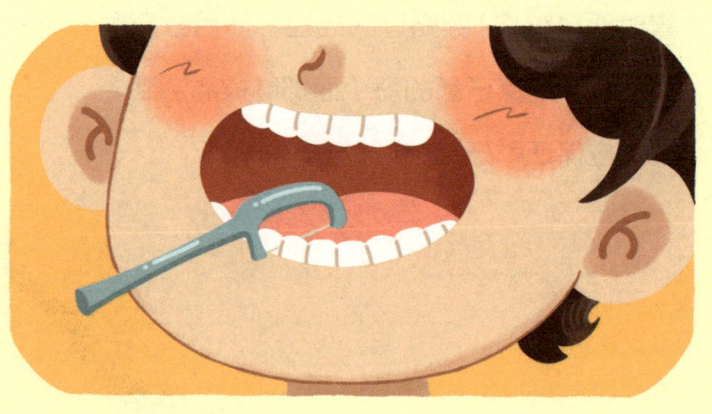

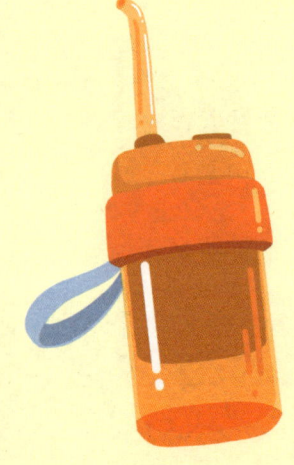

另外，电动牙刷和冲牙器是新出现的牙齿清洁工具，比传统的牙齿清洁工具效率更高，和原有的清洁工具配合使用，会更好地保护牙齿与牙周。学会如何正确使用这些工具，可以有效维护口腔健康，预防口腔疾病。但是要注意，3岁以下的小朋友不要使用电动牙刷。

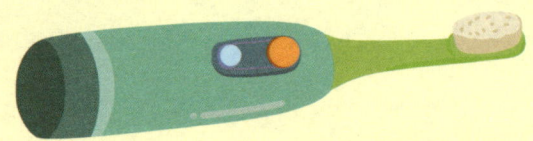

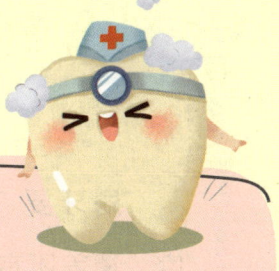

圆弧刷牙法

1 刷外侧面

适用年龄：2~6岁儿童（需家长辅助），6岁以上可逐步独立操作。

动作要领：牙刷轻触牙龈与牙齿交界处，以画小圈或连续圆弧轨迹（直径约2cm），从后牙向前牙移动，覆盖上下牙外侧面，不能有遗漏的区域。重复这个动作6~8次。

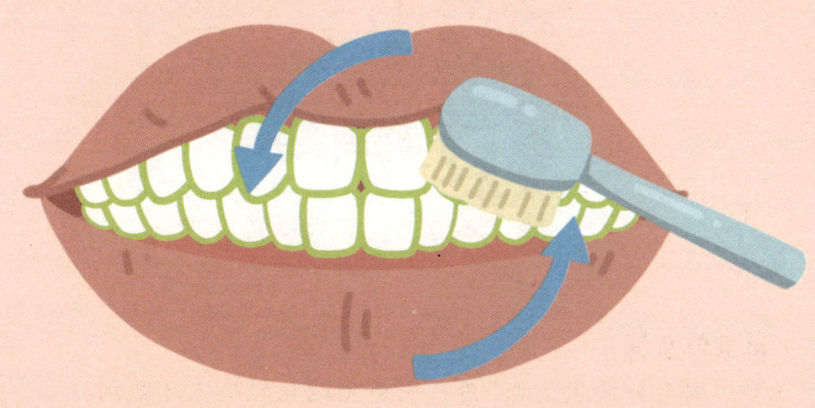

2 刷内侧面

方法与刷外侧面类似，牙刷对准牙齿与牙龈交界处，呈圆弧形刷动，依次刷净上下牙齿的内侧面。同样重复动作6~8次。

巴氏刷牙法

刷牙要点：分区清洁、正确的角度、覆盖所有牙面、短距离水平颤动、轻柔的压力，等等。

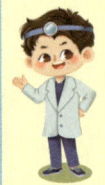

扫码看视频

分区清洁

将牙齿分为上、下、左、右四个大区，每个大区再分为外侧面、内侧面、咬合面三个小区域。每次专注刷2~3颗牙，逐步移动。

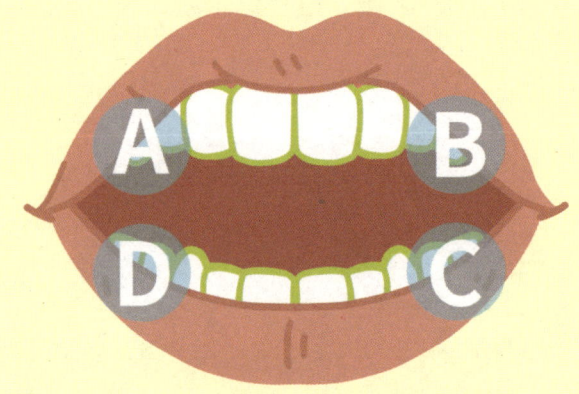

正确的角度

刷毛与牙龈呈45°角，刷毛尖端轻轻插入牙龈沟。

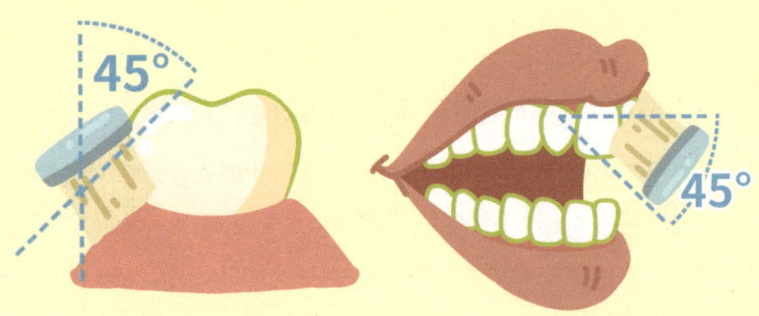

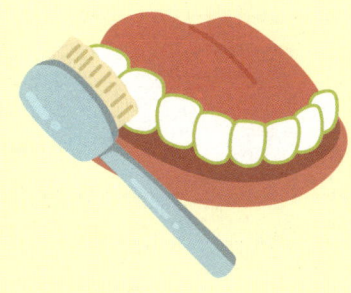

外侧面清洁

　　动作：小幅水平颤动（左右幅度为1~2mm），轻轻加压使刷毛进入龈沟，颤动4~5次后，向咬合面方向"拂刷"。

　　顺序：上牙从A到B，下牙从C到D。

内侧面清洁

　　与外侧面清洁步骤相同。

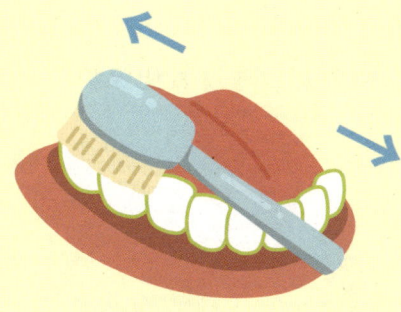

咬合面清洁

　　刷毛垂直对准咬合面，稍用力，前后短距离来回刷动。

前牙内外侧

　　将牙刷竖直，用刷头前端上下拂刷（上牙向下，下牙向上）。

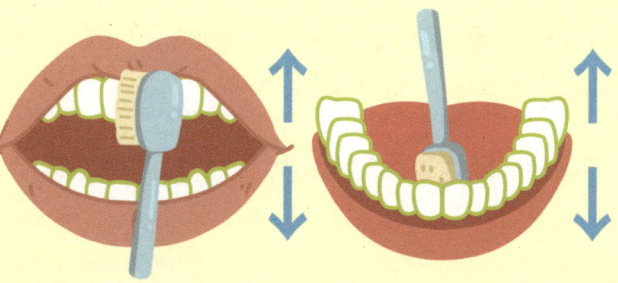

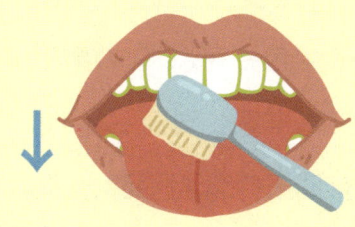

舌面清洁

　　轻轻刷洗舌背和舌侧，由内向外轻拂。

注意：幼儿和凝血障碍患者不建议使用巴氏刷牙法。每次刷完牙都用牙线将牙缝清洁干净。

食物对牙齿的影响

小朋友，你知道吗？食物和牙齿是好朋友，它们每天都在一起玩耍。但是，有些食物朋友可能会不小心伤害到牙齿哦！所以，我们要学会分辨哪些食物朋友对牙齿好，哪些不好，这样才能保护我们的牙齿小伙伴。

对牙齿有益的食物

蔬菜 比如胡萝卜、花椰菜等，这是因为脆生生的蔬菜所形成的褶皱能去除一些牙菌斑。牙菌斑是一种黏着在牙齿表面的细菌物质。

洋葱里的含硫化合物是强有力的抗菌成分，能杀死多种细菌，其中包括可以造成龋齿的变形链球菌。每天吃半颗生洋葱，不仅能预防龋齿，还有助于降低胆固醇、预防心脏病、提升免疫力。

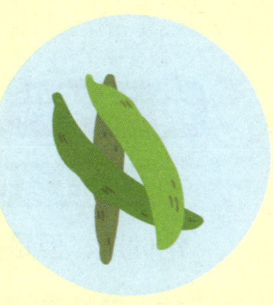

长叶莴苣、菠菜、毛豆、扁豆和芦笋，含有能增强牙釉质的叶酸，能预防牙龈疾病，并减少牙龈炎症的发生。

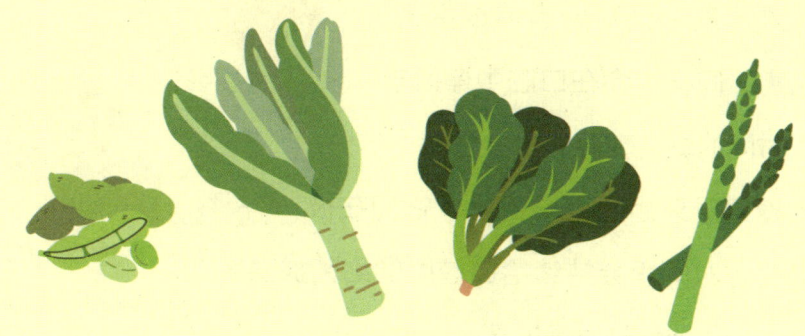

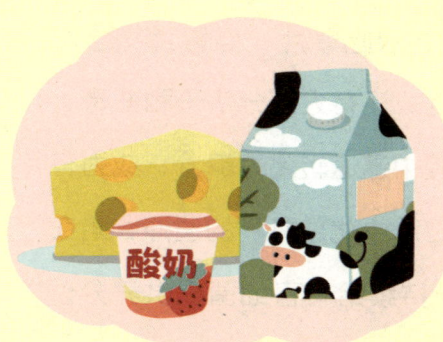

乳制品 牛奶、酸奶、奶酪和其他乳制品有利于增强牙釉质和对抗龋齿，因为它们的蛋白质和钙含量都很高。人体内几乎所有的钙都储存在骨骼和牙齿中，它们支撑着骨骼和牙齿的结构和硬度。

水 喝足量的水能让牙龈保持湿润，刺激唾液分泌。吃完东西后喝水，可以带走口内的食物残渣，不让细菌得到养分而借机"繁殖"，损害牙齿。

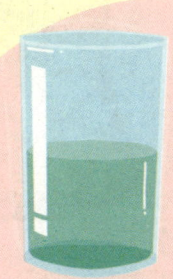

对牙齿有害的食物

黏性食物 不少人认为水果干非常健康，但是很多水果干都是黏性的，会像胶水一样粘在牙齿上，很难清理，会对牙齿造成更大伤害。同样，会在口腔中停留较长时间的黏性糖果，也要警惕，这种糖果对牙齿的损伤更大，它们在被含化的时间里会持续给口腔中的细菌提供养料，导致酸性物质侵蚀牙齿。

加工类食物 很多小朋友都喜欢吃薯片，但薯片富含淀粉，吃的时候会牢牢地附着在牙齿上。还有大部分饼干和曲奇，其中富含的碳水化合物，都会在口腔中迅速转化为糖分，成为有害细菌的养分。而且饼干很容易在口腔中化成黏稠的渣渣，陷在牙缝中，持续给有害细菌提供养分。

小朋友们在吃完饼干后，如果不及时刷牙、将牙缝中的饼干碎屑清除干净，时间一久很容易形成牙菌斑，对牙齿的损伤非常大，容易引发龋齿等问题。

各种软饮料 经常喝含糖饮料会引起龋齿和发胖。而且，大部分碳酸饮料都富含碳酸和磷酸，这两种酸都是伤害牙釉质的"罪魁祸首"。

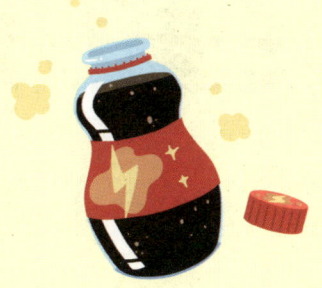

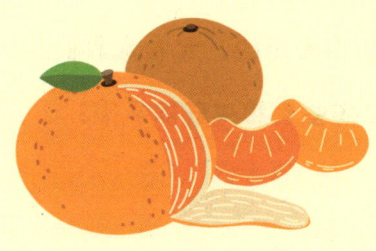

柑橘类水果 柑橘类水果虽然富含维生素C，营养价值比较高，但是，由于柑橘类的水果酸度太大，很容易侵蚀牙齿表面的牙釉质，给牙齿带来损伤。

咖啡、茶、红酒 长期饮用这三类饮品，会使牙齿着色、损伤牙釉质，并会增加患龋齿和牙周病的风险。如果已出现明显的牙齿变色或敏感症状，建议及时就医。

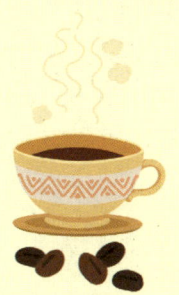

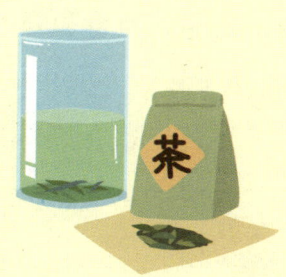

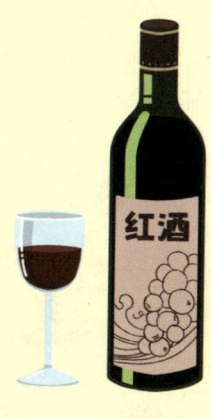

红酒

神秘
元素：氟

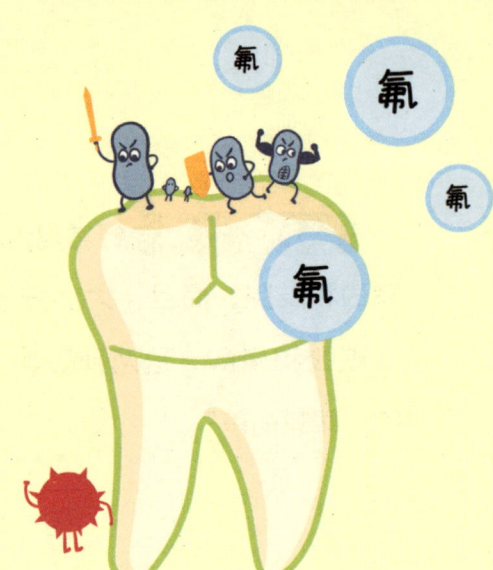

适量的氟可以维持牙齿的健康，氟化物预防龋齿主要是通过唾液中一定的氟来实现的。食物是我们获取氟最直接的方法了，那么，我们可以从哪些食物中获取氟呢？

1 饮水氟化

饮水的适宜氟浓度一般应保持在0.7~1mg/L。而在饮用水中加氟不仅安全性高，而且防止龋齿的效果明显。

2 食盐氟化

食盐氟化适用于没有开展饮水氟化或没有自来水的低氟地区。由于不同国家或地区饮食习惯的不同，人群对盐的摄入量也不尽相同，因此在选用食盐氟化时，其含氟量也有所不同，一般为90~350mg/kg。

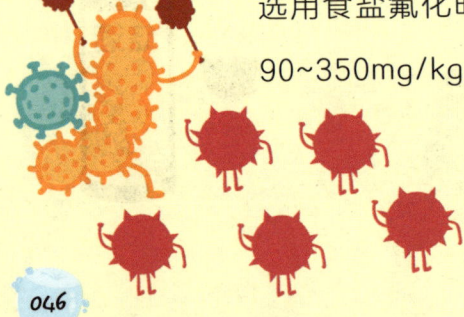

3 牛奶氟化

牛奶氟化是将适量的氟化物添加到牛奶中，使牛奶达到所需的氟化物浓度。氟化牛奶可以分成不同形态，如液态奶和奶粉。用于牛奶氟化的氟化物有氟化钠、氟化钙、单氟磷酸钠和硅氟。

但并不是所有食盐和牛奶中都含有氟化物，有饮用水加氟的地区并不需要更多氟的摄入。

调查显示，5岁儿童的牙齿龋坏率高达70%，呼吁为孩子涂氟以保护牙齿，降低龋齿风险。孩子3岁时吞咽反射基本发育成熟，即可开始涂氟。

而牙医会在适当的年龄为小朋友的牙齿做氟化泡沫或氟漆保护，从而获得牙齿的氟化。相反，在7岁以前，应该严格控制氟的摄入，避免过犹不及而引发氟牙症、氟骨症。

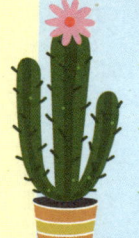

涂氟年龄与频率

起始年龄：建议3岁后乳牙全部萌出时开始。具体需听遗嘱。

频率：一般情况下，儿童每6个月涂1次，龋齿高风险儿童每3个月涂1次，持续至14岁换牙期结束。

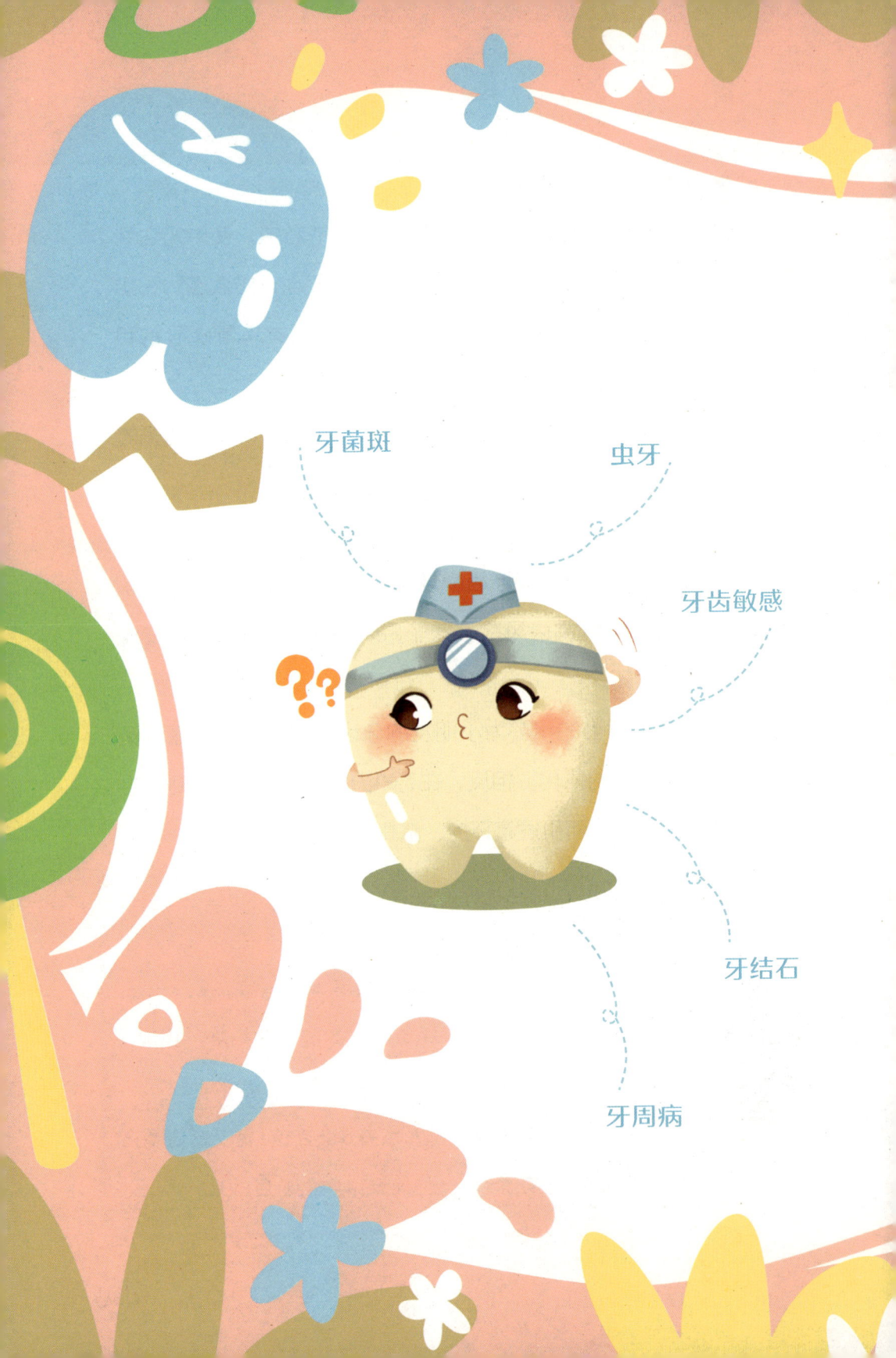

牙菌斑

虫牙

牙齿敏感

牙结石

牙周病

3

牙齿也会生病

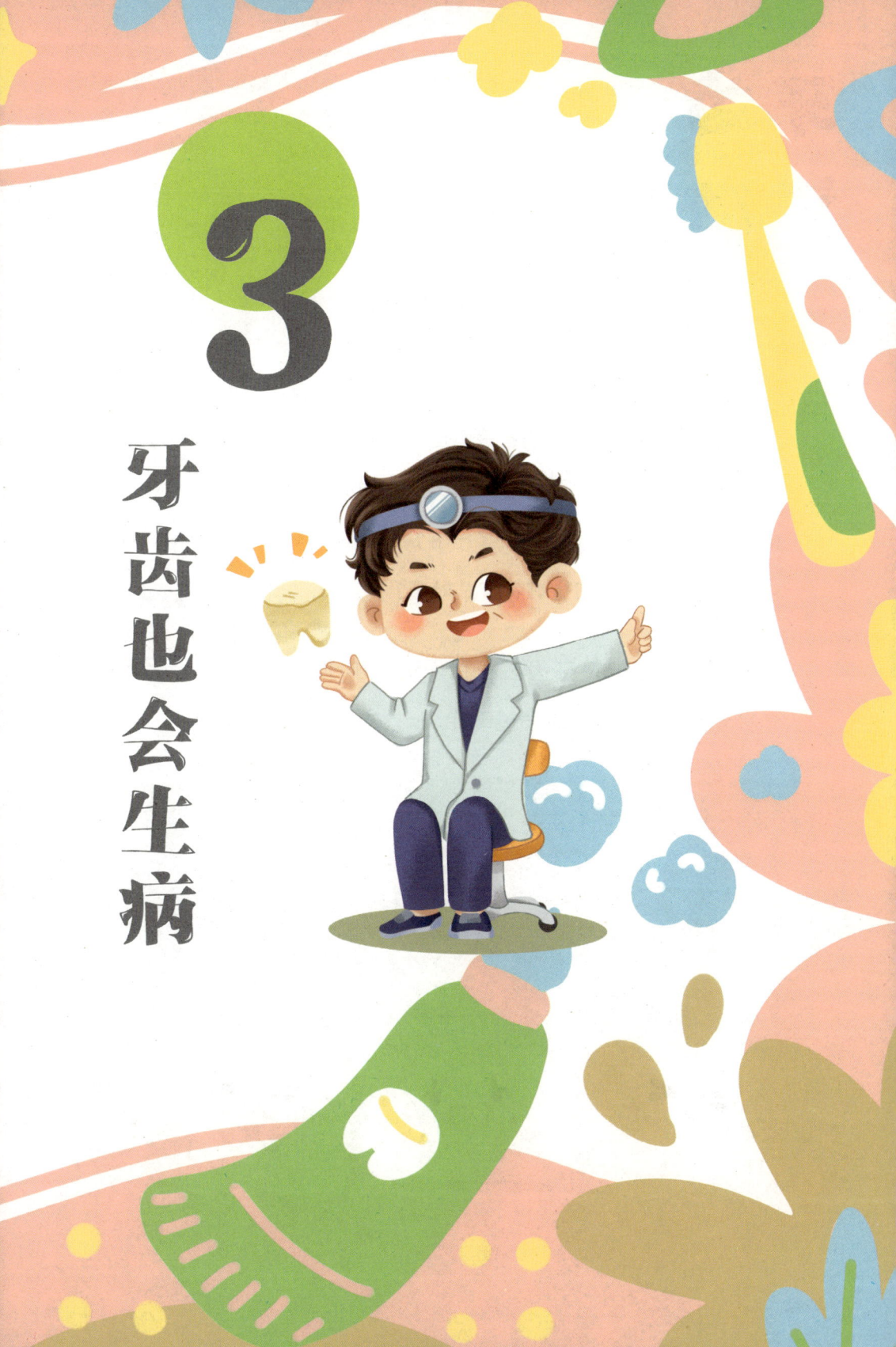

牙齿过敏了

　　嗨，小朋友们，你们有没有遇到过在炎炎夏日里，咕嘟咕嘟喝下一大口冰凉的汽水，或者咬上一口香甜的小雪糕时，牙齿好像突然被什么"小淘气"轻轻刺了一下？然后你们赶紧吐出口水，发现牙齿又不疼了，这感觉好神奇，对吧？

　　其实，这就是牙齿在跟我们玩"小小恶作剧"——它过敏啦！我们将其称为牙本质过敏症。

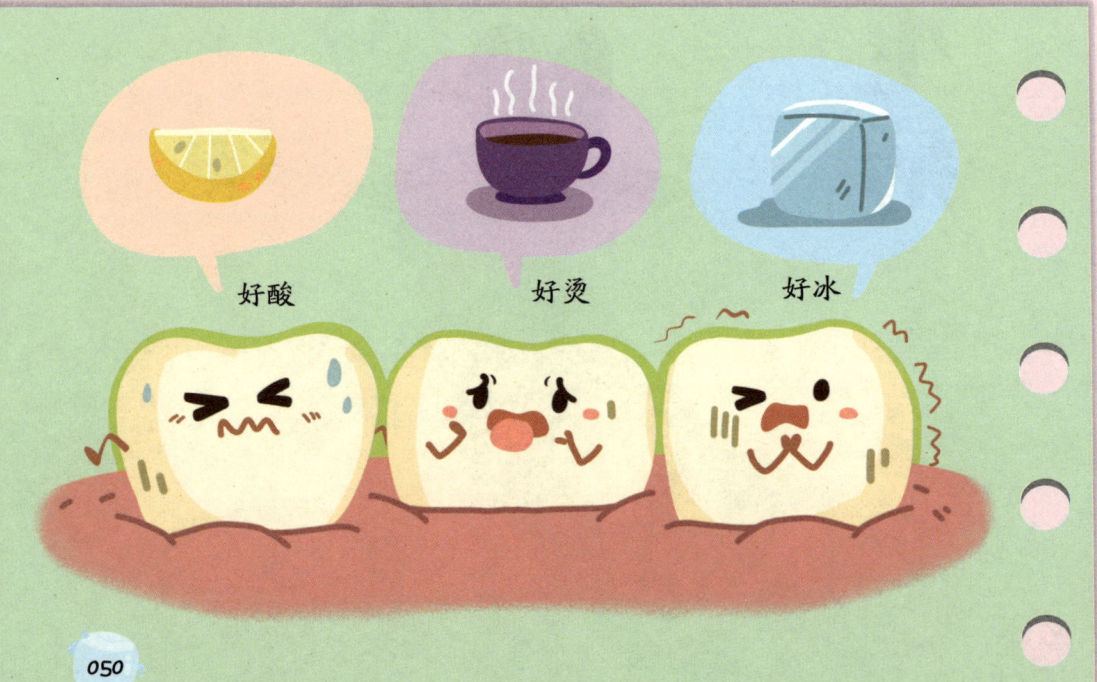

好酸　　　　好烫　　　　好冰

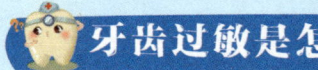 牙齿过敏是怎样形成的?

我们想象一下，牙齿就像是小房子，外面有坚固的砖墙（牙釉质）保护着里面的房间（牙本质）。但有时候，因为小房子被不小心撞坏了，或者门窗没关紧（比如牙周病让牙龈退缩，或者吃糖太多蛀了个小洞），外面的砖墙就损坏了，里面的房间就露了出来。当换了个新房顶发现漏水（假牙和自身牙体组织的不密合）或者外墙粉刷太用力（牙周刮治）时，如果遇到冷、热、酸、甜或者硬硬的东西，里面的房间就会"哎呀"一声，告诉我们它不舒服了。牙齿过敏不是一种独立的疾病，而是一种症状。

预防牙齿过敏

为了预防牙齿过敏，我们在日常生活中，应避免食用过多酸性或甜腻的食物，避免磨牙或咬硬物，以降低牙齿表面被腐蚀、磨损的风险。其次，保持良好的口腔卫生习惯，使用正确的刷牙方法。此外，要定期检查牙齿，及时处理龋齿和牙周炎等问题。

如果不小心，牙齿还是过敏了，别担心，牙医有妙招！他们可能会用一种神奇的药水给牙齿穿上"防护衣"（涂布脱敏药物），让牙齿不再那么容易过敏。

如果是"小虫子"（龋齿）搞的鬼，那就得把"虫子"赶走，再给牙齿穿上新的"盔甲"（补牙或做牙套）。

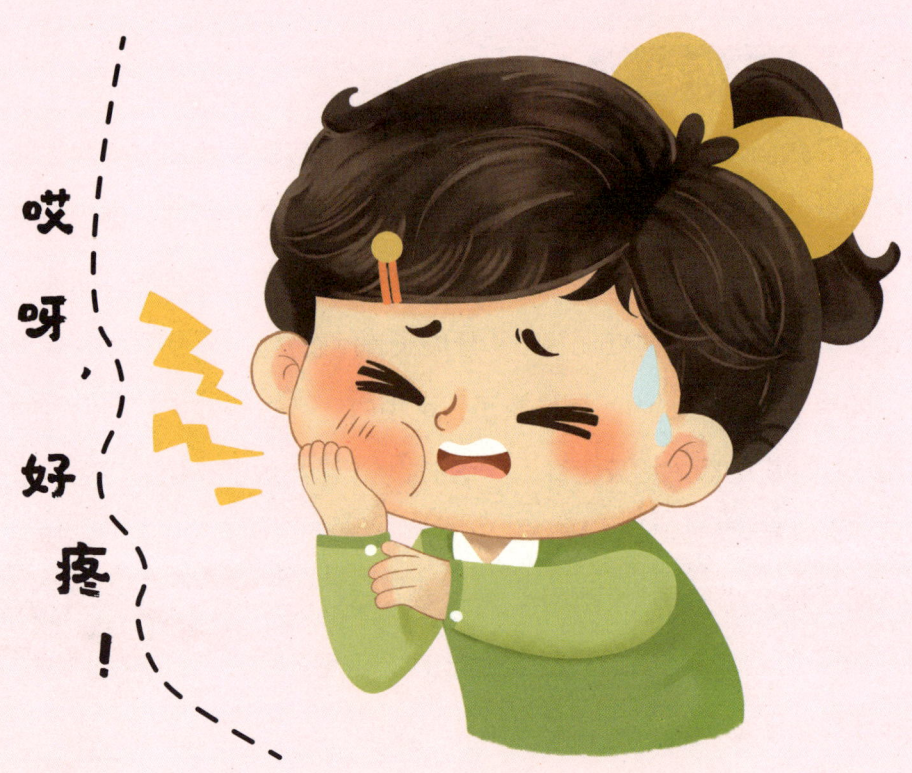

谁把它们弄疼了

　　牙疼不是病，疼起来真要命。尽管医学上的口腔疾病并不单单是牙痛，但很多口腔疾病确实会表现为牙痛。到底哪些口腔疾病会引起牙痛呢？

哎呀，好疼！

牙痛的原因有很多种，主要分为牙源性疾病和非牙源性疾病两大类。另外需说明的是，治疗、刺激、外伤等因素也可导致牙痛。

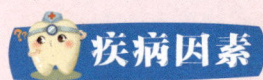

1 牙源性牙痛

龋病 龋病早期，仅累及牙齿浅层时是无症状的；但当龋洞进一步发展至牙的深层，牙齿就会对冷、热、酸、甜等刺激产生酸、软、疼痛等不同程度的反应。

牙髓炎 牙髓炎可能听起来不那么熟悉，不过我们听过一句俗语"牙疼不是病，疼起来真要命"，指的就是牙髓炎。

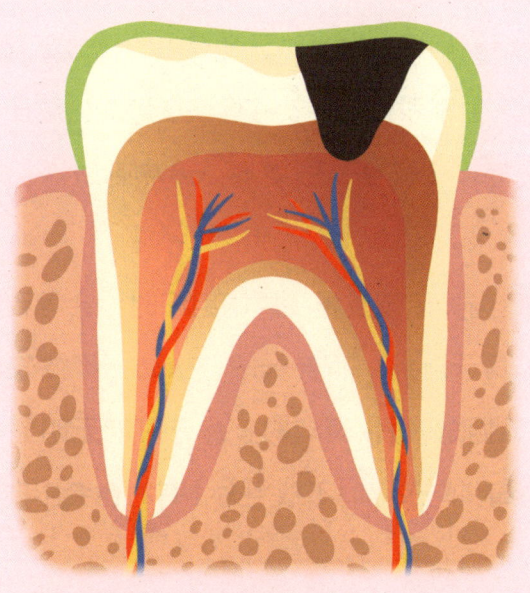

牙髓炎

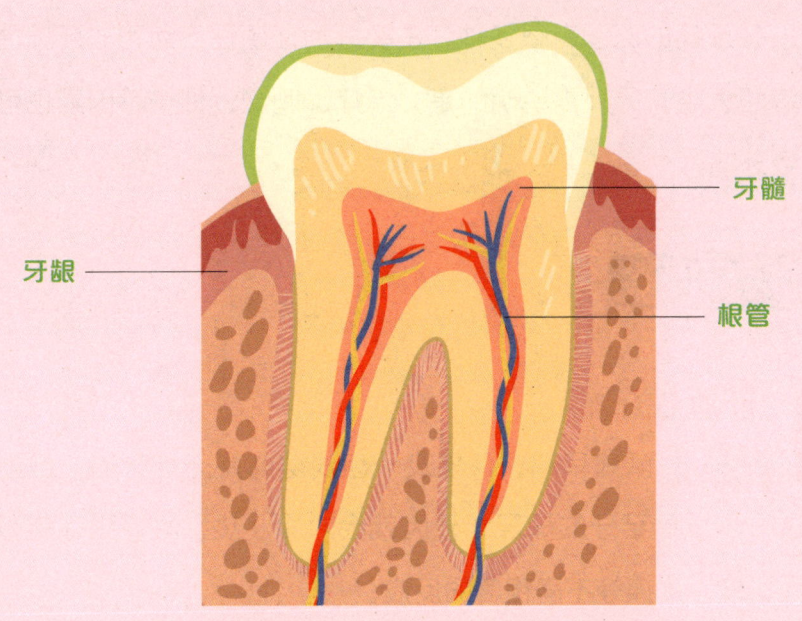

牙龈

牙髓

根管

　　牙髓炎之所以会引起剧痛，与牙齿的结构有关：牙神经处于一个四壁均为牙体包绕的封闭硬腔中，通过1mm左右狭小的根尖孔与周围组织相通，发炎时牙髓腔内的压力急剧升高，压迫牙神经，从而产生剧烈疼痛，就好像快要爆炸的高压锅。该疼痛表现有"自发痛、夜间痛、放射痛、冷热刺激痛、疼痛不能定位"等特点。

　　根尖炎 当炎症波及根尖周围组织时，会导致根尖周炎。急性炎症时，病牙剧痛，有伸长感，松动，不敢咬物，牙龈红肿，甚至面部肿胀；慢性炎症时，病牙可能无明显症状，但是常常会有咬物痛，吃东西时不敢用力，有时也会出现牙龈流脓等现象。

智齿冠周炎 智齿在萌出过程中，受到邻牙、周围骨组织和软组织的阻挡，经常发生萌出困难，牙冠周围的牙龈会覆盖在牙面上，形成一个"口袋"，食物和细菌容易嵌塞其中，不易通过刷牙和漱口清洁，在身体抵抗力差时，智齿周围的牙龈就容易发生炎症。炎症早期，仅有不适或轻微疼痛；炎症加重时，出现自发性跳痛、局部肿胀或张不开嘴，咀嚼或吞咽时疼痛加重。

牙周疾病 牙周疾病最常见的是牙龈出血、咬东西时没力气。严重的牙周炎会使牙齿变长、移位、咀嚼无力、疼痛，乃至牙齿脱落。

牙外伤 牙脱位、牙折断、牙隐裂等牙外伤的患者可有不同程度的牙痛。

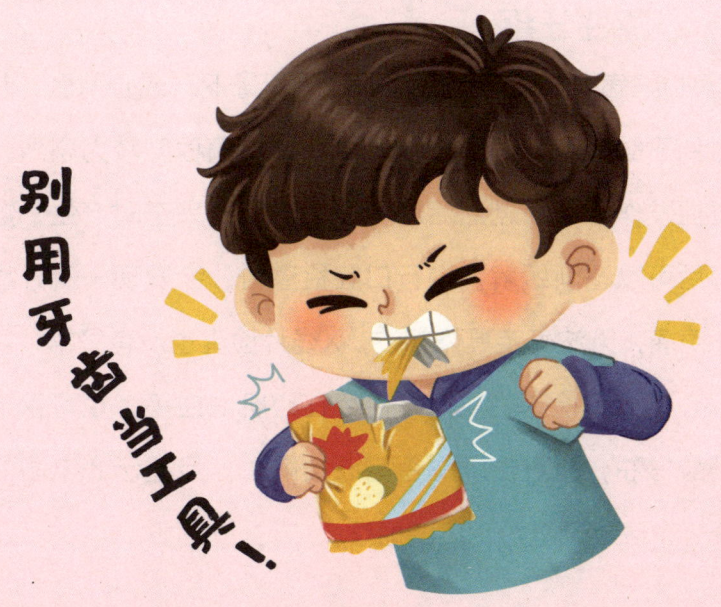

别用牙齿当工具！

2 非牙源性牙痛

如颞下颌关节疼痛，还有唾液腺疾病等口腔颌面部疾病；另外，远隔器官疾病来源的牵涉痛、疱疹后神经痛、创伤后神经痛、偏头痛、三叉神经痛等都可产生牙痛的症状。例如三叉神经痛，发病突然，疼痛仅限发作的半边脸，疼痛时间持续几秒至几十秒不等，一般不超过1分钟，夜间不发病。疼痛表现为剧烈的针刺、刀割样疼痛。

3 心源性牙疼

心脏病引起的疼痛的位置位于胸骨下方或心前区，并能放射到下颌骨、下颌牙齿处，特点为疼痛程度较为剧烈，呈阵发性发作，常在剧烈活动、餐后、情绪兴奋时产生，短暂休息后可以逐渐缓解。进行口腔检查时，会发现一侧牙齿都存在疼痛，无法确定具体部位，X线片检查也没有异常，需要进行心电图等检查，观察是否存在心肌缺血等，也可舌下含化硝酸甘油，来看疼痛是否可以缓解。一旦显示心电图的异常变化，应立刻进行相应的治疗。

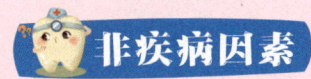

1 牙本质敏感

牙本质敏感是由于各种原因使牙齿表面失去了无感觉的牙釉质层的保护，暴露出敏感的牙本质层，当进食冷、热、酸、甜食物或咬硬物时，牙齿出现酸、软、疼痛等症状，医学上称为牙本质过敏症，俗称"倒牙"。疼痛表现为冷、热、酸、甜等刺激引起的牙过敏。

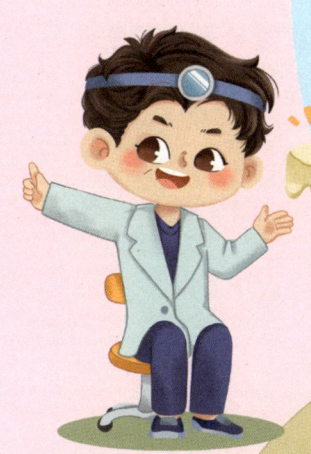

2 医源性疼痛

各种治疗牙齿的过程中，切割牙体组织、刮治等都会引起牙齿的疼痛与不适，不过现在的局部麻醉药物都非常有效，可以在治疗过程中有效地控制疼痛与不适。

糟糕，我有虫牙了

小朋友们，你们听说过虫牙吗？其实，虫牙并不是真的有虫子住在牙齿里哦！它有一个学名，叫龋齿。这个名字听起来像是牙齿生病了，没错，它确实是牙齿的一种疾病。

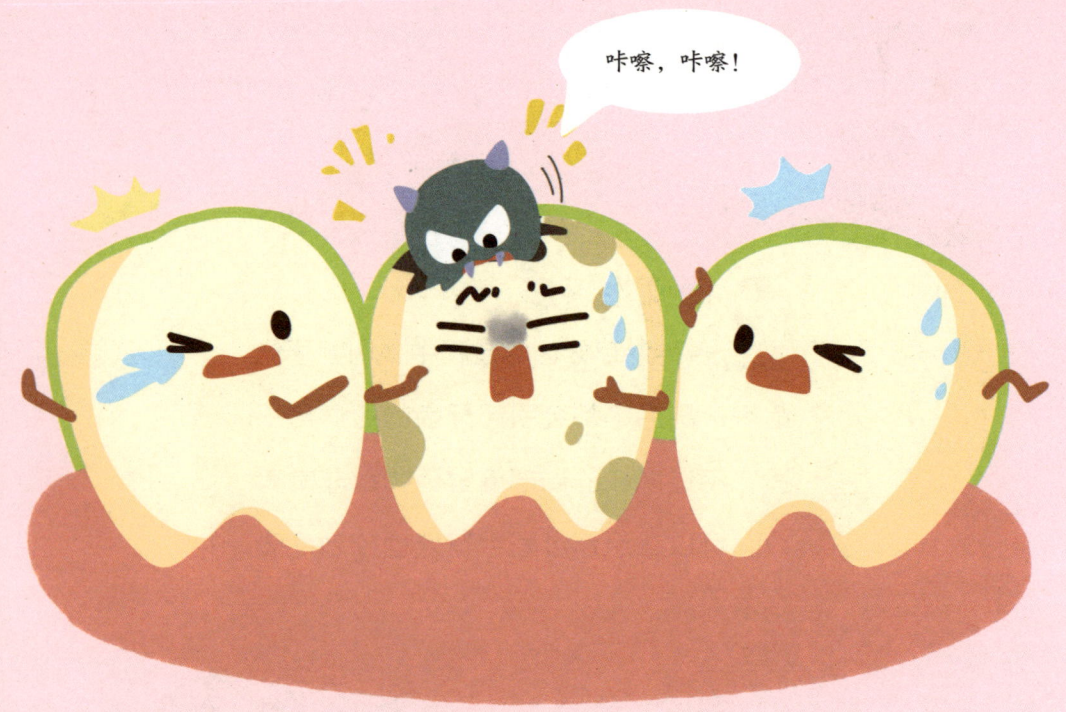

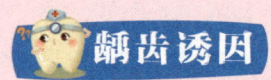

龋齿诱因

龋齿是一种多因素疾病，是宿主、细菌、环境和时间四个因素相互作用的结果。

下面我们详细地来了解一下这四种因素。

1 宿主因素

每个人得虫牙的难易程度不同，这与牙的形态、结构、牙排列、唾液的流速流量、抗菌及缓冲成分、全身状况等因素有关。

2 细菌因素

人的口腔中约有700种细菌，其中有一些细菌可以利用食物中的糖分产生酸，从而破坏坚硬的牙釉质，这些细菌被称为致龋菌。

3 环境因素

口腔环境包括唾液以及食物等。唾液可以冲刷口腔中的食物残渣和细菌，从而保持口腔清洁。又酸又甜又黏的食物容易引发龋齿。

4 时间因素

龋齿的形成需要一段时间，口腔中的食物残渣和细菌长时间作用于牙齿表面，就会破坏牙釉质，从而引起龋齿。

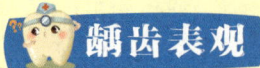

龋齿表观

　　龋齿发生的初期，牙齿表面会有一条黑色的线或者一个小洞，因为只是在牙釉质表层，所以叫作浅龋，此时既不疼，也不痒，往往容易被忽视。

　　再继续发展，吃甜食或者过冷、过热的食物时就会出现牙齿敏感症状，此时龋坏达到了牙本质层，称为中龋。

　　如果还没引起重视，龋齿发展到牙本质的深层，就成为深龋，接近牙神经，很快会引起牙神经炎症，此时往往伴有剧烈疼痛，最终需要杀神经治疗。

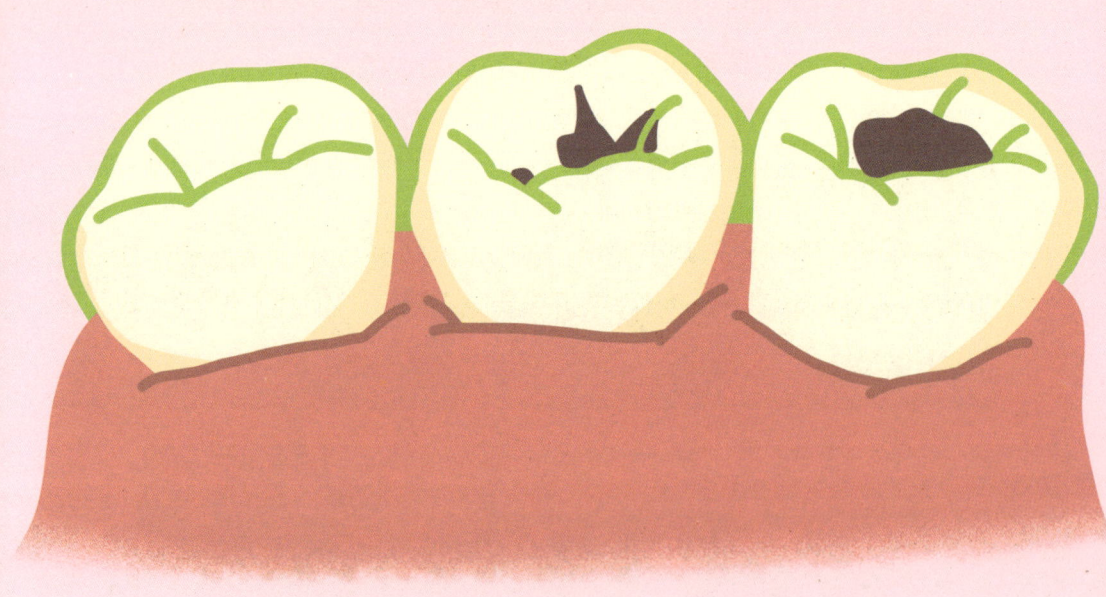

从外表观看

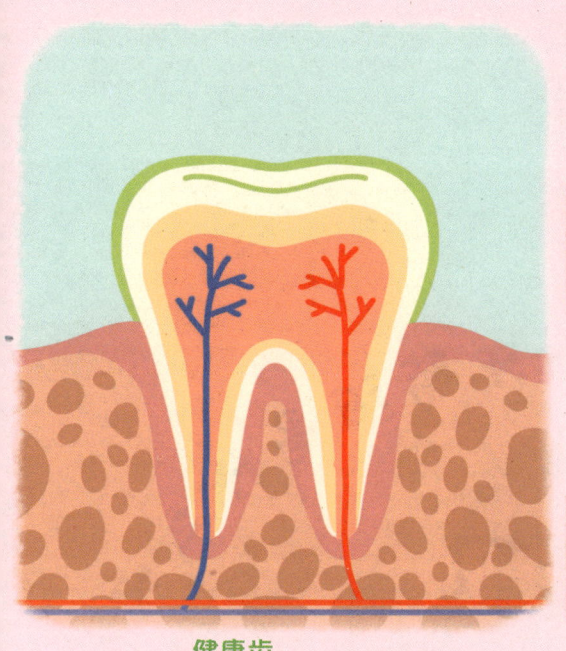

健康齿

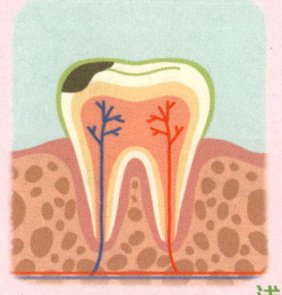

浅龋

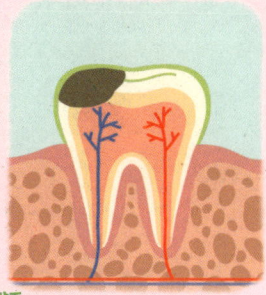

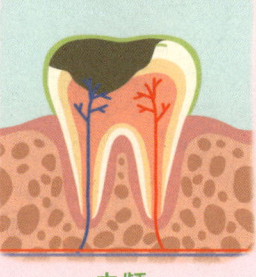

中龋

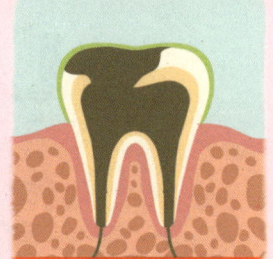

深龋

从牙剖面观看

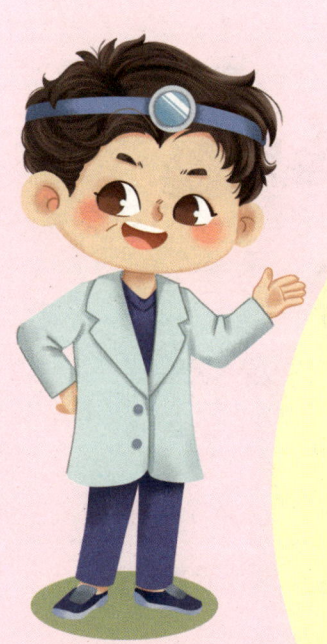

如果小朋友们不注重口腔卫生，是很容易长虫牙的。

不过小朋友们也不用担心，预防龋齿的方法很简单，吃完食物后及时刷牙漱口，规范使用牙线，定期接受口腔检查，就可以预防虫牙的发生。

牙菌斑

牙菌斑是什么呢？

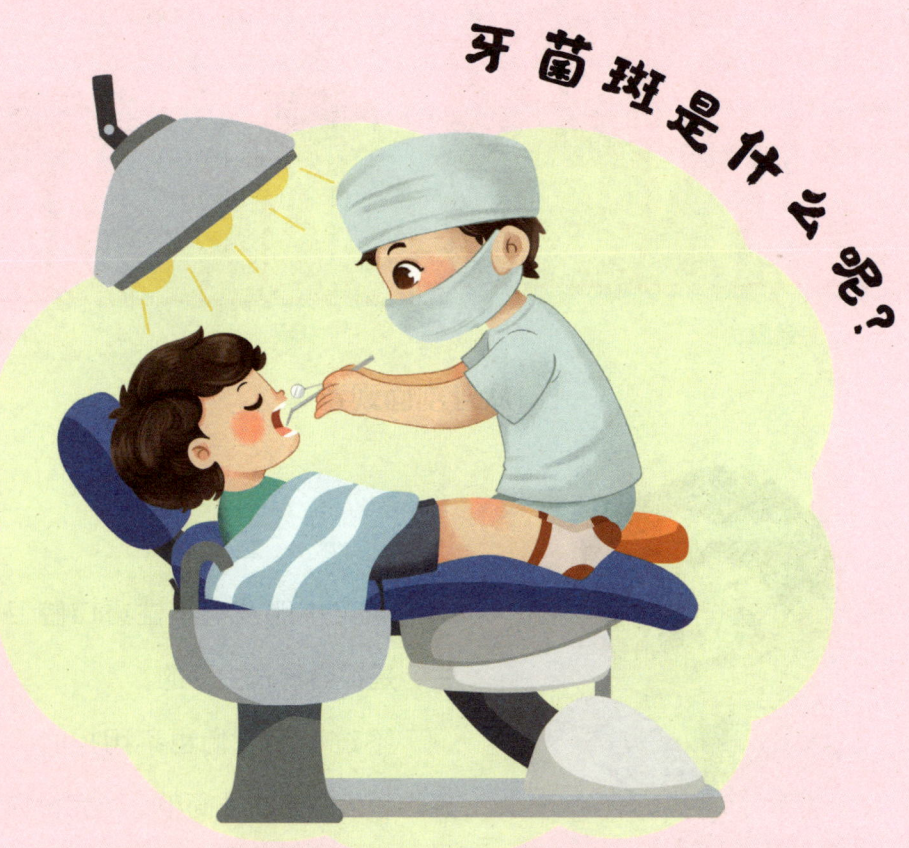

　　它是牙齿表面形成的一层被水冲不掉也漱不掉的细菌生物膜。经过唾液浸泡一段时间，会发生钙化，形成牙结石。

根据菌斑内所含致病菌的不同，最终引起最常见的两种牙齿疾病：龋病和牙周病。

龋病 龋病会导致牙齿表面被破坏，引起牙齿疼痛不适。

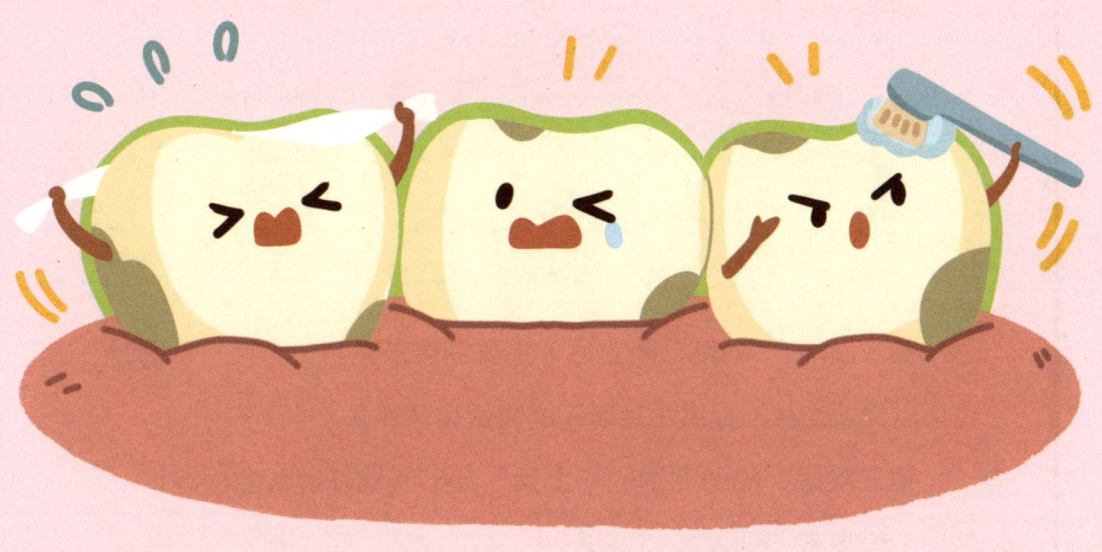

牙周病 牙周疾病会导致牙龈由粉红色变成暗红色，刷牙时牙龈会出血，造成牙槽骨吸收，使牙齿松动，最终导致牙齿脱落。

牙菌斑的"军事基地"是怎么形成的呢？

第一阶段，我们口腔中的食物残渣或黏液会黏附在牙齿表面，这就形成了"地基"——牙菌斑生物膜，并在以后的1~2小时得到巩固。

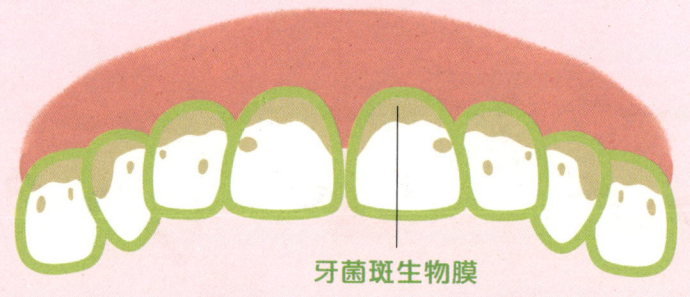

牙菌斑生物膜

第二阶段，"地基"建立后，招募细菌来充当"士兵"，同时也可以为"士兵"提供生存所需的物资和营养。

第三阶段，先期到达的"士兵"会不断地开辟新的根据地，然后会有更多的细菌被招募进来，就形成了"军事基地"——牙菌斑。

别费力了，你们看不到我。

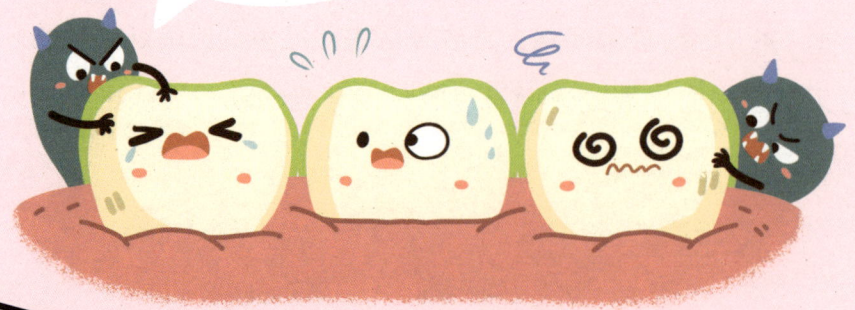

牙菌斑在刚刚形成的时候还是比较脆弱的，可以被菌斑染色剂检查出来，通过及时清洁，是可以把它消灭的。

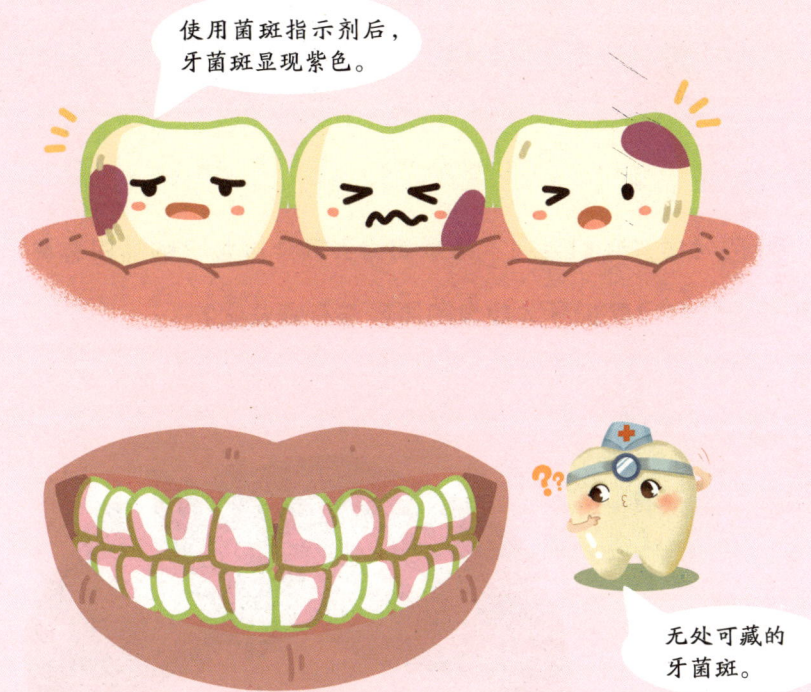

使用菌斑指示剂后，牙菌斑显现紫色。

无处可藏的牙菌斑。

如果5~6天后还没有被破坏掉，那么接下来它就要壮大起来了。牙菌斑形成以后，在第9天就可形成各种复杂的细菌生态群体，10~30天达到高峰，漱口已经清洁不掉了。

有没有方法能消灭牙菌斑呢？当然有了，那就是——刷牙！在"如何使用牙膏、牙刷"里，有圆弧刷牙和巴氏刷牙两种方法，都可以有效地去除牙菌斑。小朋友根据自己的年龄，选择适合自己的刷牙方式。

为什么嘴巴臭臭的

有的时候，我们会在不经意间闻到同伴或自己的嘴巴臭臭的，这种情况俗称口臭。导致口臭的原因都有哪些呢？

臭臭的。

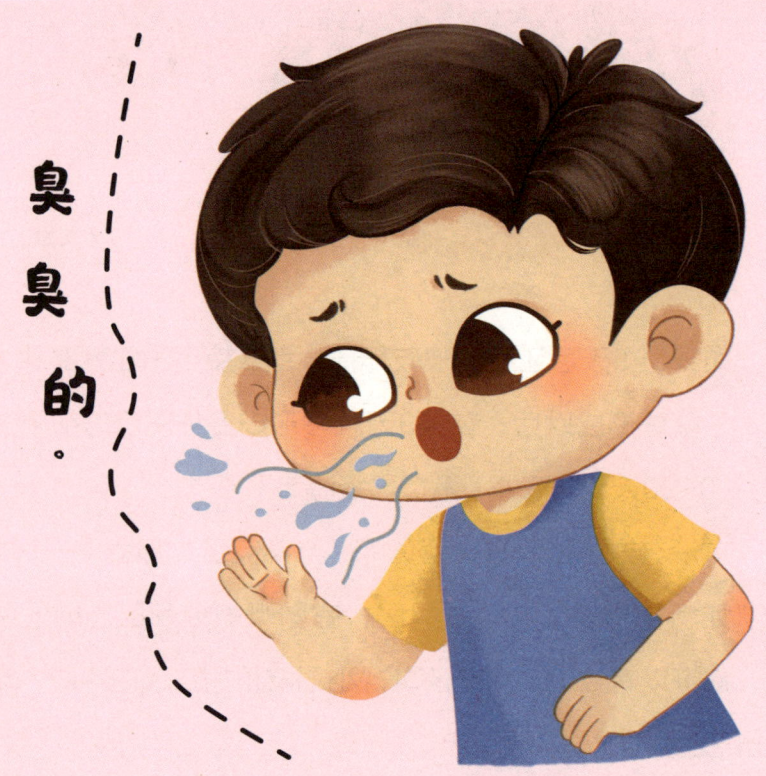

口臭从源头上分为原发于口腔内的口臭和全身其他系统疾病导致的口臭。

细菌 口腔中住着一些小小的细菌：牙龈卟啉单胞菌、中间普氏菌、齿垢密螺旋体、福氏拟杆菌、具核梭杆菌、牙髓卟啉单胞菌以及莫雷梭菌，等等。这些能够产生"臭气"的细菌，统称为致臭菌。

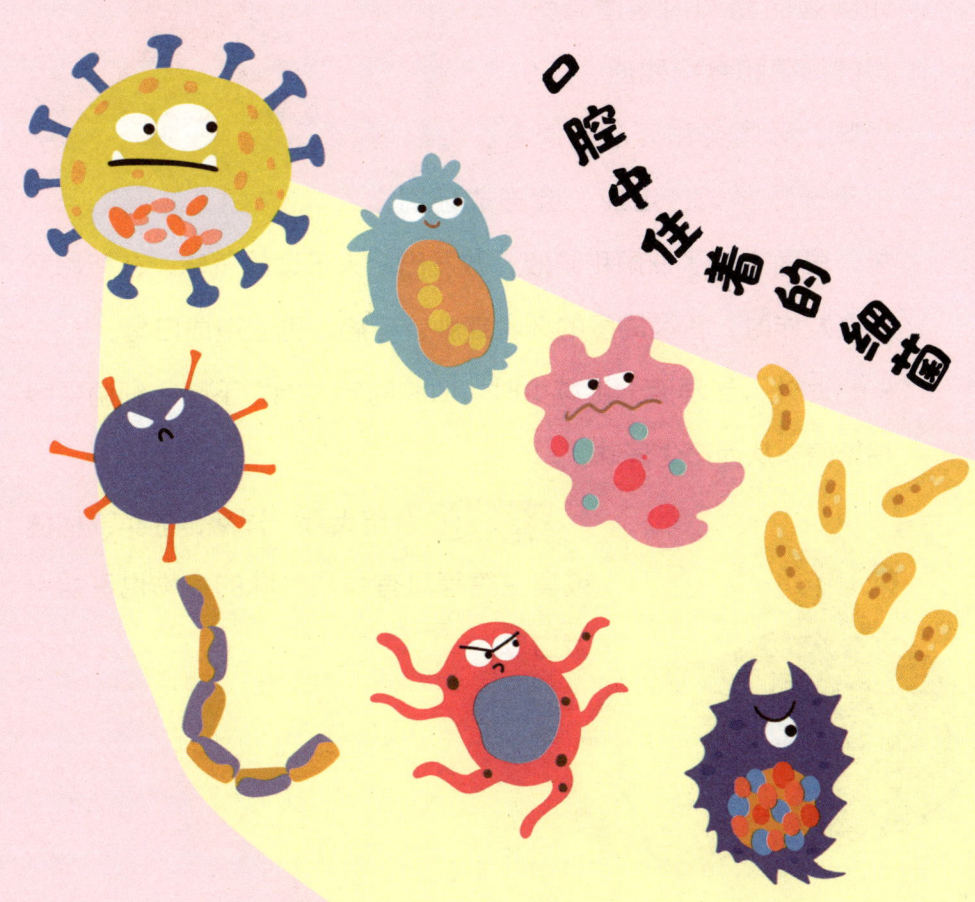

口腔中住着的细菌

致臭菌在分解食物残渣时会产生硫化氢、吲哚、甲硫醇等难闻的气味，引发口臭。如果我们没有养成良好的口腔卫生习惯，饭后不及时刷牙和漱口，食物残渣就会在牙缝、舌苔等难以清洁的部位堆积起来，成为细菌滋生的温床。

口腔疾病 口腔疾病也是口臭的主要"元凶"。例如龋齿的龋洞内藏匿着大量的细菌和食物残渣，产生异味。牙周炎和牙龈炎患者，由于牙龈发炎、出血，会形成牙周袋，里面充满了细菌和脓液，散发出令人不适的气味。在智齿冠周炎发作时，智齿周围的牙龈红肿、疼痛，也会造成口臭。

此外，当唾液分泌减少时，口腔的自洁能力下降，细菌更容易繁殖，从而产生异味。

食物 食用大蒜、洋葱、韭菜、榴梿或臭豆腐等具有强烈气味的食物也可能引发口臭。

全身因素 全身的系统性疾病也会导致口臭，比如消化系统疾病。消化不良时，食物在胃肠道内停留时间过长，发酵产生气体，这些气体可能通过口腔排出，造成口臭。

想要口气清新，这几个小秘诀要记牢哦！

1. 保持良好的口腔卫生习惯。
2. 定期进行口腔检查。
3. 养成良好的生活习惯。
4. 保持身体健康。
5. 及时治疗相关疾病。

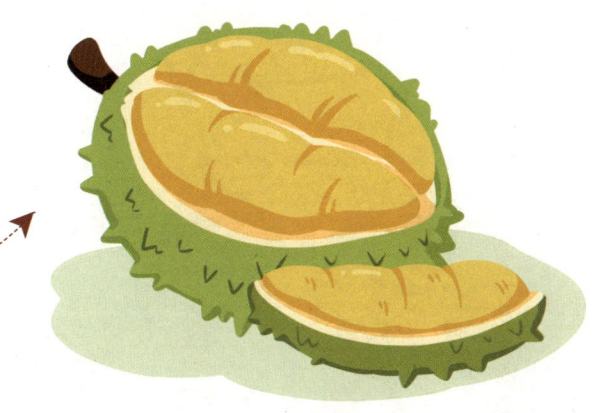
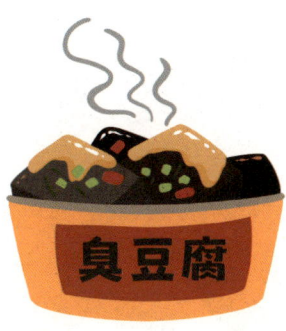

臭豆腐

什么是牙结石

让我们想象一下，牙齿里藏着小小的石头是什么感觉？牙结石不是普通的石头，而是牙齿内部长出来的小石头。牙结石就像是牙齿的小秘密，在不知不觉中形成，有时候也会引起牙齿的疼痛和不适。

牙结石其实是堆积在牙齿或假牙表面已经钙化或正在钙化的牙菌斑及沉积物，由唾液或龈沟液中的矿物盐逐渐沉积而成。

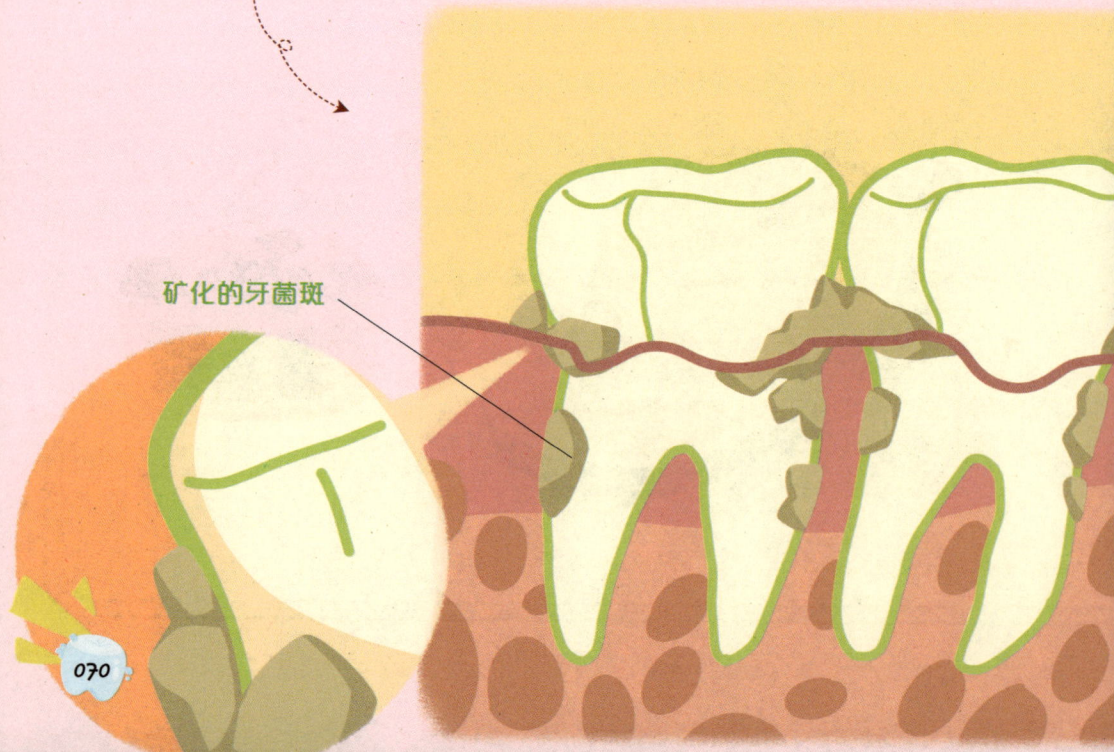

矿化的牙菌斑

牙结石中含有70%~80%的无机盐，其余为有机成分和水，其形成过程较复杂。

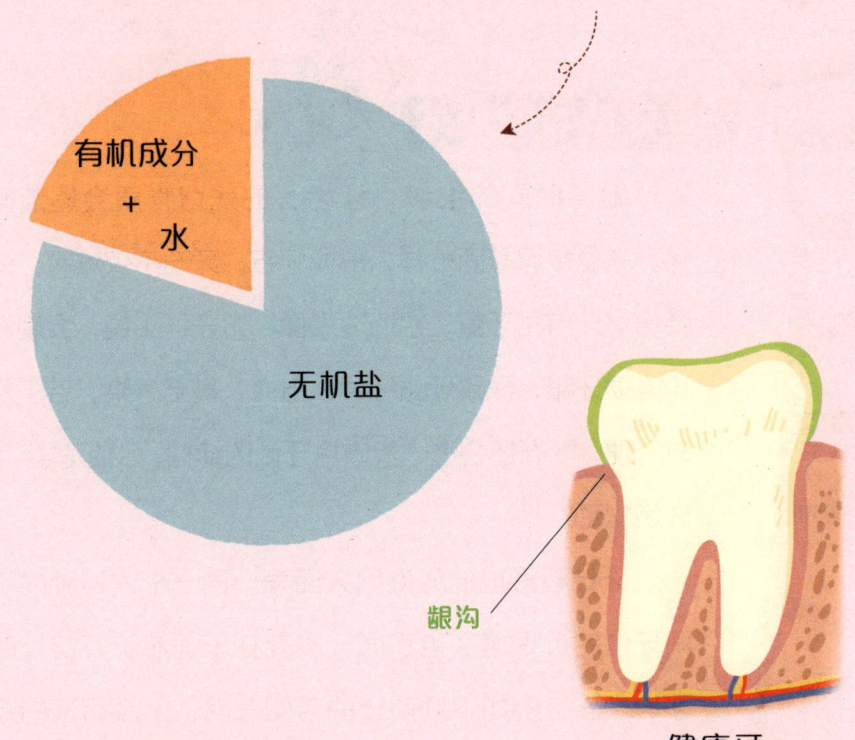

健康牙

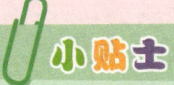

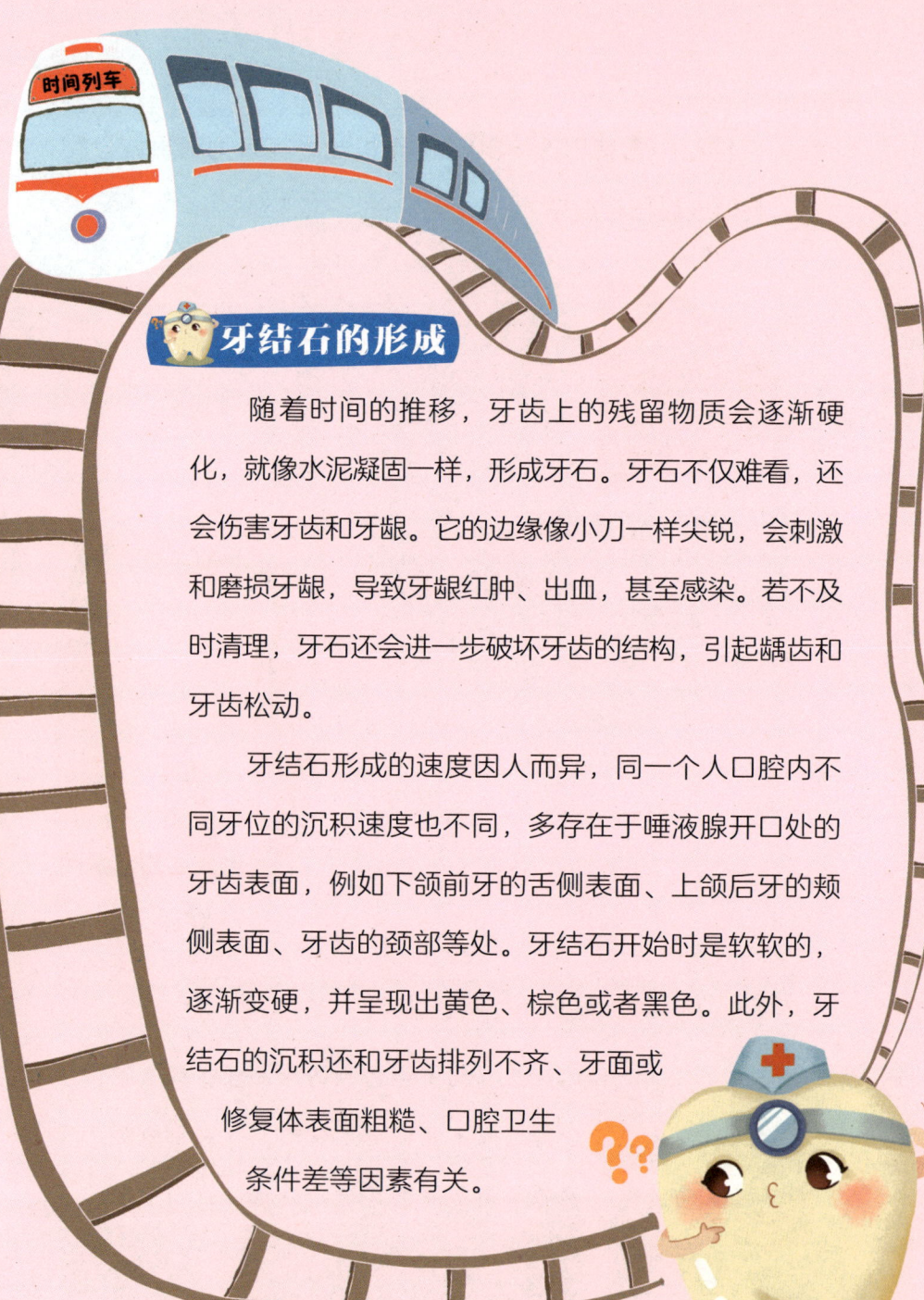

牙结石的形成

随着时间的推移，牙齿上的残留物质会逐渐硬化，就像水泥凝固一样，形成牙石。牙石不仅难看，还会伤害牙齿和牙龈。它的边缘像小刀一样尖锐，会刺激和磨损牙龈，导致牙龈红肿、出血，甚至感染。若不及时清理，牙石还会进一步破坏牙齿的结构，引起龋齿和牙齿松动。

牙结石形成的速度因人而异，同一个人口腔内不同牙位的沉积速度也不同，多存在于唾液腺开口处的牙齿表面，例如下颌前牙的舌侧表面、上颌后牙的颊侧表面、牙齿的颈部等处。牙结石开始时是软软的，逐渐变硬，并呈现出黄色、棕色或者黑色。此外，牙结石的沉积还和牙齿排列不齐、牙面或修复体表面粗糙、口腔卫生条件差等因素有关。

预防牙结石

在日常维护中，我们要掌握正确的刷牙方法，尽量去除牙齿表面的食物残渣。牙结石形成后，就难以用刷牙方法去除了。这时一定要去专业的口腔医疗机构去除牙结石，即口腔洁治和龈下刮治，医生会使用手动或电动的工作端将牙结石震碎或刮除。

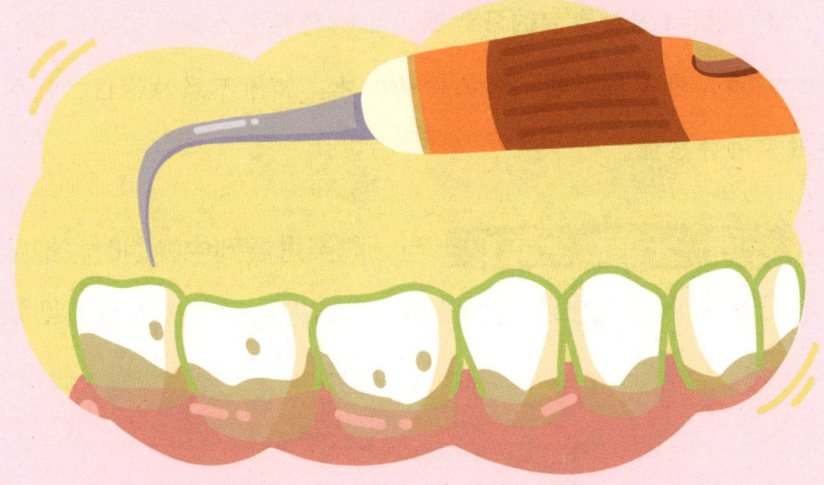

有些人牙龈周围脏东西堆积的时间还不到2周，矿化程度就已达到60%~90%，也有几天就矿化变硬的。如果不养成良好的口腔卫生习惯，即使彻底洁治，牙结石也会很快再次沉积在牙齿表面。

掌握好牙结石的预防和处理办法，才能有机会获得良好的口腔环境，吃嘛嘛香。

牙周病及并发症

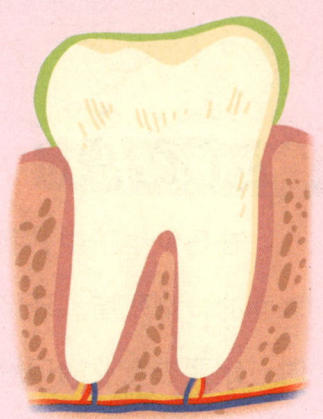

健康牙

　　牙周病除了让我们的牙龈颜色由粉色转变为鲜红或暗红色、出血、萎缩，牙槽骨吸收，牙齿松动以外，如果不及时治疗，还可能导致多种并发症。

　　牙周-牙髓联合病变 当牙周炎进展到中晚期时，细菌聚集达牙根附近，而在牙根处有牙齿的根尖孔或侧枝根管，细菌通

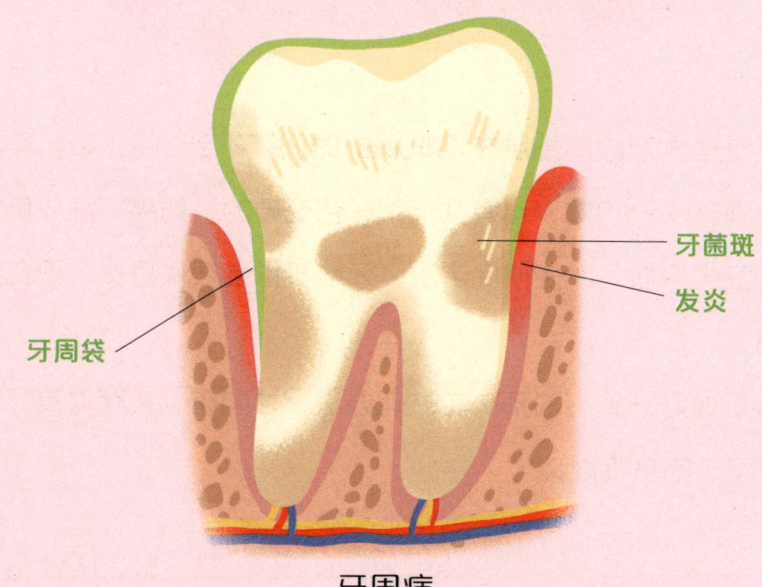

牙菌斑

发炎

牙周袋

牙周病

过根尖孔或侧枝根管感染牙髓，会引起牙髓充血和发炎，一段时间后，牙齿可能剧烈疼痛、松动、有伸长感、咬合困难。有时也可能会引起牙髓的慢性炎症、变性、钙化或牙髓坏死，这个时候我们可能没有明显的感觉，但实际上已经发生了病变。

牙周脓肿 当牙齿周围形成较深牙周袋时，机体免疫力下降，深牙周袋内的化脓性炎症会向周围扩散，当脓液无法排出时，会形成脓肿。此时疼痛剧烈，感觉像"一跳一跳"的搏动性疼痛，牙齿有"浮起感"，松动明显。后期脓肿比较局限，表面较软，有"波动感"，按压时脓液流出，破溃后肿胀慢慢消退。如不及时治疗，会反复发作，严重时还可能会扩散到口腔以外的身体部位。

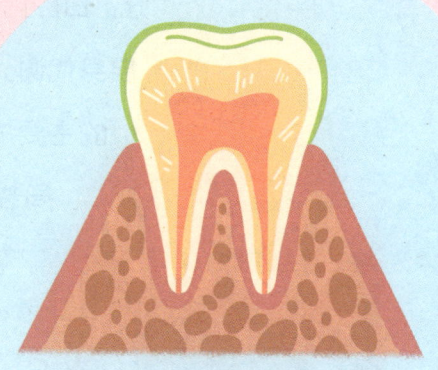

牙周病初期

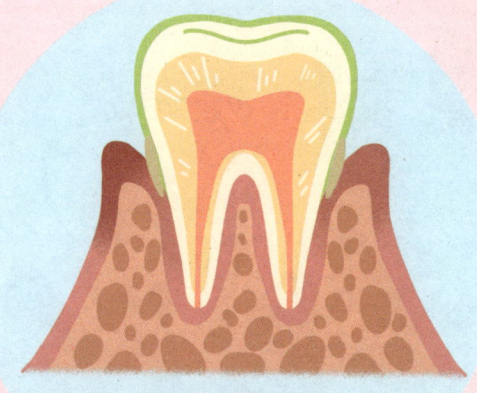

牙周病中期

口腔异味 牙周病会引起口腔异味。

口腔中的唾液、菌斑、食物残渣、脱落的上皮细胞、龈沟液和血液中都含有蛋白质和多肽成分，口腔内的微生物会使蛋白质或多肽腐败、分解或自身代谢，从而产生异味物质导致口臭。异味物质的主要成分是挥发性的硫化物，这种物质对牙周袋上皮和结缔组织有损害作用，会进一步加重牙周破坏。

牙周病中晚期

牙齿移位 牙周病会引起牙槽骨的吸收，当周围的支持组织不足以维持牙齿稳定的时候，牙齿在咬合或者肌肉的力量影响下出现位置移动，就像小船在波涛汹涌的大海中摇摇晃晃。

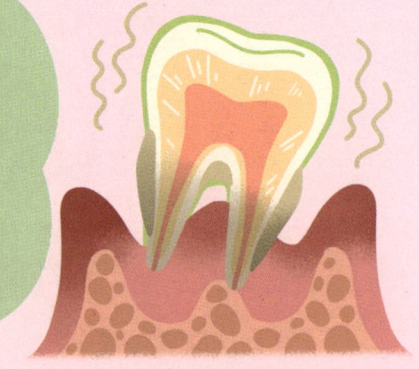

牙周病晚期

影响咀嚼和消化功能 牙齿松动和疼痛使牙齿咬合困难，影响咀嚼，使食物不能在口腔内被精细研磨。大块食物被吞咽下去，会增加消化系统的负担，影响吸收。

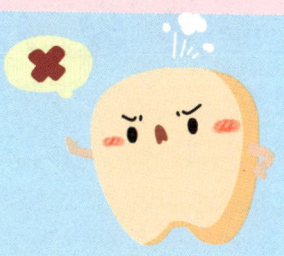

影响全身健康 牙周病除了影响牙齿、牙周组织以外，和全身的一些疾病也息息相关。未经治疗的牙周袋及邻近的炎症组织就像是一个感染病灶，不断地向牙齿周围的小血管输送细菌，产生大量的炎性细胞因子和炎性介质，影响机体的免疫系统，进而影响其他器官、组织和细胞，造成病理性改变。已有研究表明，牙周病可能是动脉粥样硬化、脑卒中、糖尿病、新生儿早产和呼吸系统感染的危险因素。

心理和社交影响 牙齿和牙龈问题可能导致面部外观改变，影响颜值和形象，也使人在社交时不好意思露出牙齿，影响自信心。

定期的口腔检查和适当的牙周病治疗对于预防这些并发症至关重要。如果出现牙龈出血、红肿或牙齿松动等症状，应及时就诊哦。

睡觉磨牙

　　在万籁俱寂的夜晚，大多数人都沉浸在甜美的梦乡里，突然，一阵刺耳的声音响起，咯吱、咯吱、呲啦、呲啦……既响亮又刺耳。第二天早上醒来时，磨牙的人往往觉得两侧咬肌酸酸的，好像嚼了一晚上的东西。这就是传说中的"夜磨牙"。它不仅影响睡眠质量，还会对口腔健康造成潜在威胁。

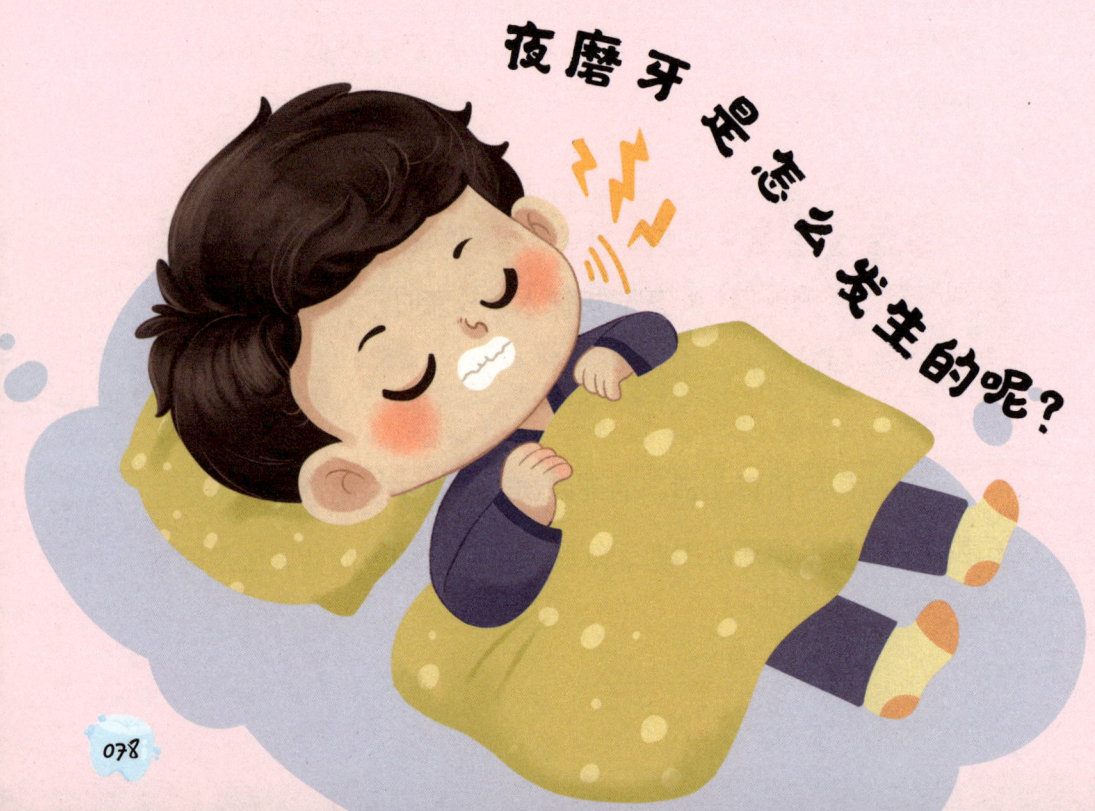

夜磨牙是怎么发生的呢？

心理因素 心理因素是引发夜磨牙的重要原因之一。在当今快节奏的生活中，人们面临着各种各样的压力，如工作压力、学业压力、人际关系压力等。当人们内心充满焦虑、紧张、愤怒或者过度疲劳时，大脑皮层在睡眠中仍处于兴奋状态，导致咀嚼肌收缩，从而引发夜磨牙。

咬合不协调 咬合关系不协调也是导致夜磨牙的常见原因。牙齿排列不齐、错颌畸形、缺牙、牙齿过长或过短等问题，会导致关节偏离最舒适的位置，而肌肉为了让关节回到最舒适的位置，开始了异常的收缩，试图通过夜间磨牙这种"副功能运动"，将干扰关节回到舒适位置的牙尖磨平，因此产生夜磨牙。

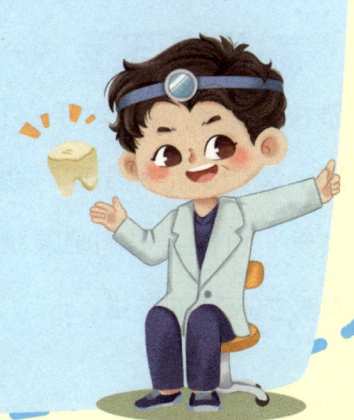

中枢神经 中枢神经系统的信息传递功能紊乱可能会影响支配咀嚼肌的三叉神经运动支，使其异常兴奋，导致咀嚼肌不受控制地运动，出现夜磨牙。

肠胃紊乱 肠胃功能紊乱，消化不良、肠道寄生虫感染或者胃食管反流等问题，可能通过神经反射作用影响咀嚼肌的活动，引发夜磨牙。

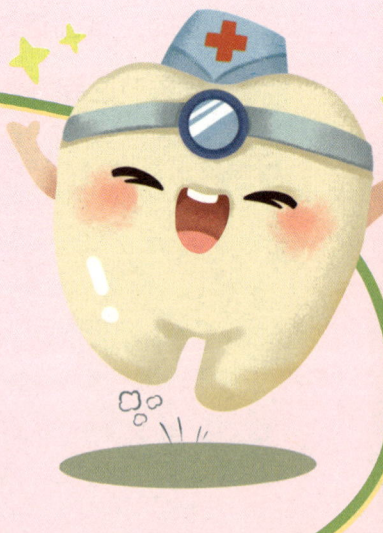

内分泌失调 内分泌的变化也可能是夜磨牙诱因。对于女性来说，在月经期、孕期等特殊生理时期，体内激素水平波动，可能会影响咀嚼肌的节律性收缩，导致夜磨牙的发生。

此外，部分夜磨牙患者有家族聚集性，提示遗传可能影响了个体对夜磨牙的易感性。

长期的夜磨牙可能导致牙齿过度磨损，牙釉质受损，增加龋齿和牙齿敏感的风险。此外，还可能引起咀嚼肌疲劳、疼痛，甚至颞下颌关节紊乱综合征，表现为关节疼痛、弹响、张口受限等。

如何治疗夜磨牙

1 要注意缓解精神压力，保持良好的心态，通过适当的运动、休闲活动来放松身心。

2 对于咬合关系不协调的问题，应及时寻求口腔医生的帮助，进行矫正或咬合调整治疗。

3 维护良好的胃肠功能，定期进行驱虫和治疗胃肠疾病。

4 在原因尚不明确时，可以通过佩戴特制的咬合垫，在睡眠时保护牙齿，减轻磨牙带来的损伤。

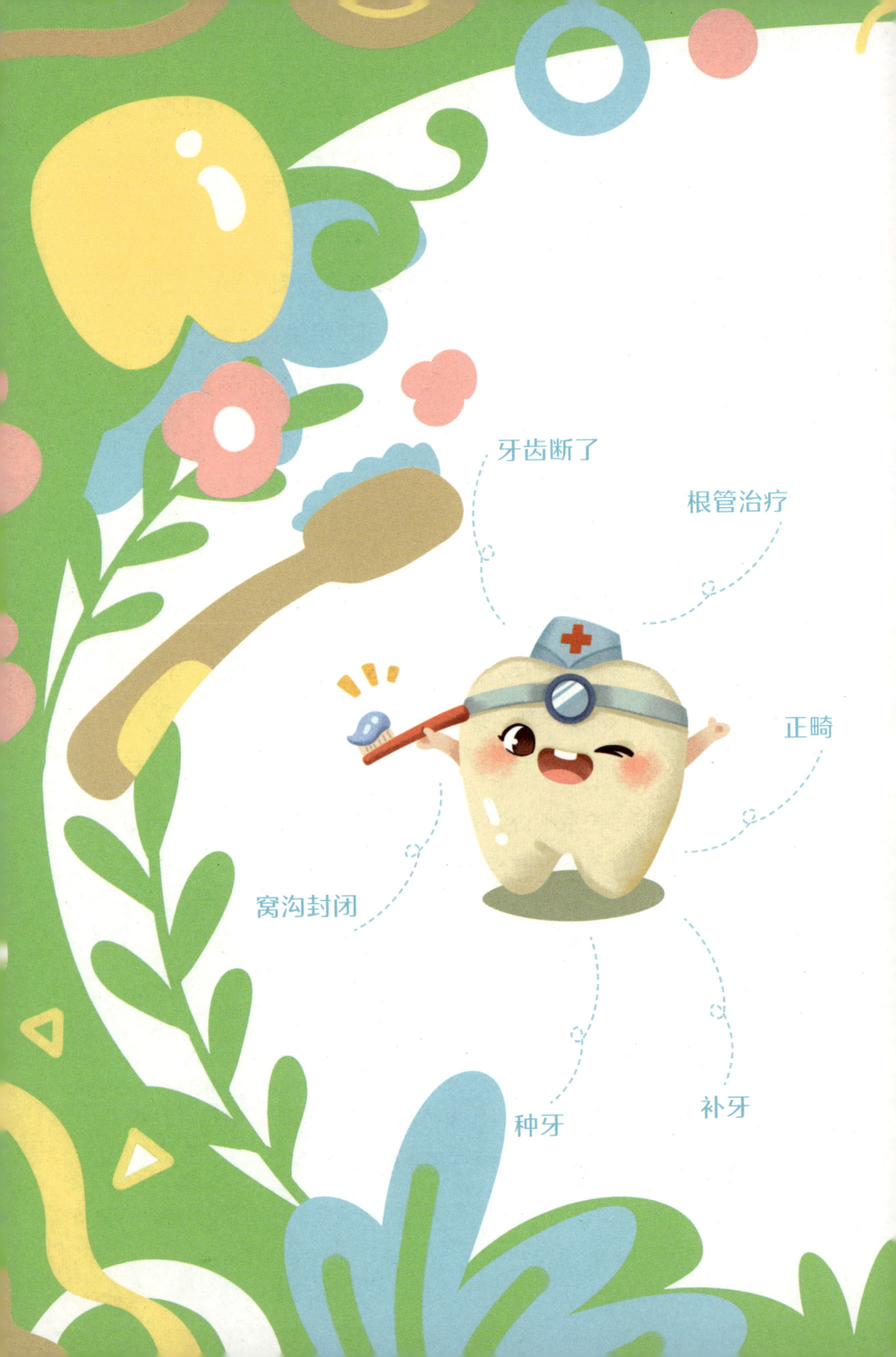

牙齿断了

根管治疗

正畸

窝沟封闭

种牙

补牙

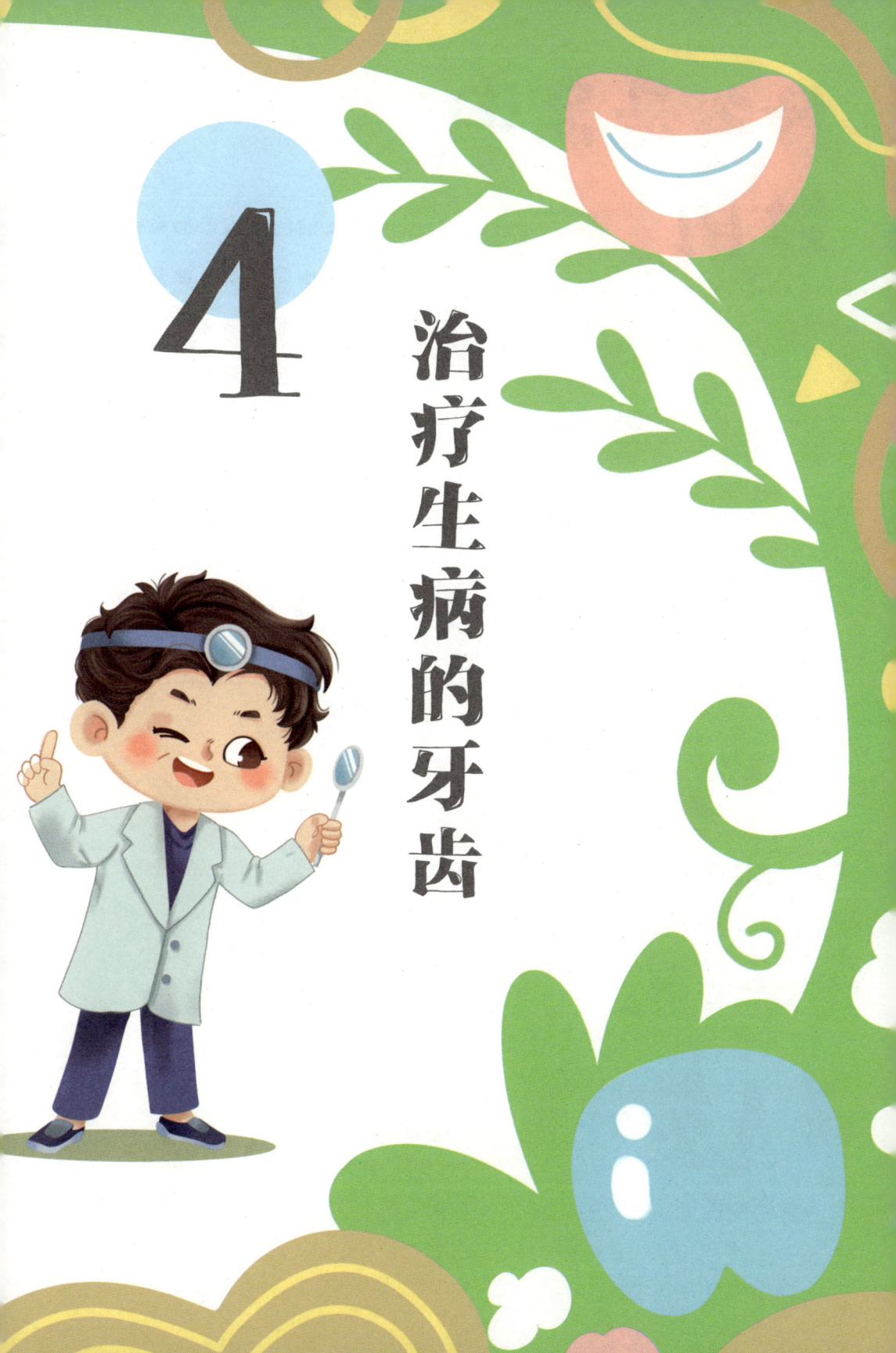

4

治疗生病的牙齿

什么是窝沟封闭

我们的牙齿表面有很多小沟和小窝，平时细菌悄悄地藏在里面搞破坏，后来被牙医发现了。牙医建议做窝沟封闭，彻底消灭细菌的根据地！

注意：窝沟封闭是世界卫生组织（WHO）所推崇的预防窝沟龋的有效手段。

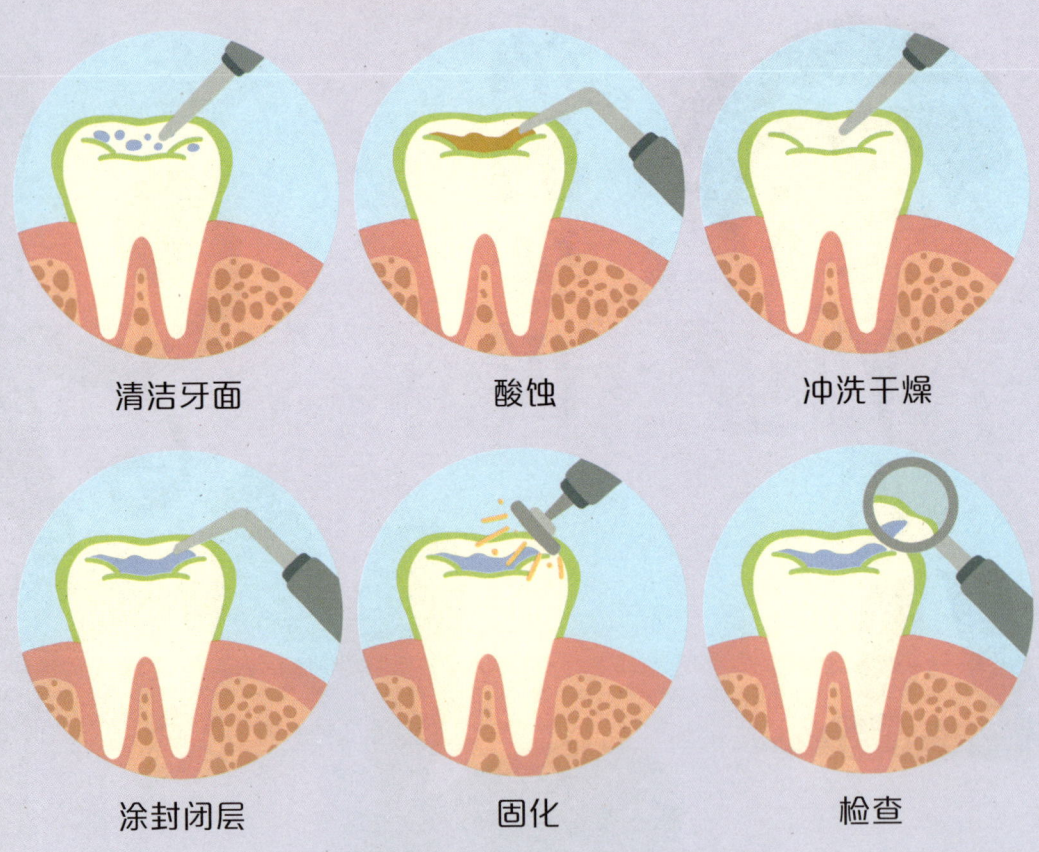

清洁牙面　　　　　酸蚀　　　　　冲洗干燥

涂封闭层　　　　　固化　　　　　检查

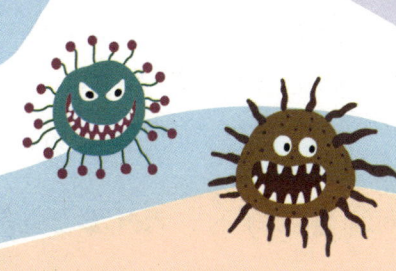

所谓窝沟封闭，即在不破坏牙体组织的前提下，将安全无害的窝沟封闭材料涂布于牙齿的窝沟点隙处。材料流入并渗透至窝沟内部后，会固化并硬化形成一层保护屏障，覆盖在窝沟之上，从而有效阻挡致龋菌、食物残渣及酸性代谢产物对牙齿的侵害，达到预防窝沟龋的目的。

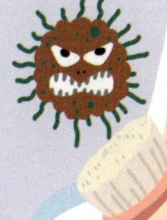

我们可以这样理解，窝沟封闭就是给健康牙齿表面覆盖保护膜，减少牙齿发生龋齿的机会，降低患龋率。给牙齿做窝沟封闭是不痛的哦！

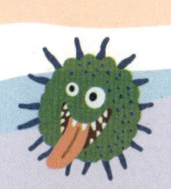

Q 哪些牙齿需要做窝沟封闭呢？

A 当我们照镜子时，张开嘴巴就能看到后面大牙的咬合面是凹凸不平的，凹陷的部位就叫作窝沟。

需要做窝沟封闭的牙齿有乳磨牙、恒磨牙、恒前磨牙。

Q 什么时候做窝沟封闭呢？

A 其最佳时机是牙冠完全长出、龋齿尚未发生、牙齿萌出的四年内。根据前面说过的牙齿萌出顺序，一般乳磨牙在3~5岁做窝沟封闭，第一恒磨牙在6~8岁做窝沟封闭，第二恒磨牙在11~13岁做窝沟封闭。有些恒前磨牙窝沟较深，易发生龋齿，在9~13岁萌出后需要做窝沟封闭。

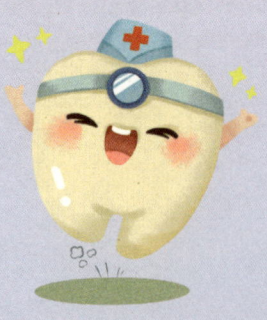

Q 做完窝沟封闭影响吃东西吗？

A 窝沟封闭并不是把牙齿填平。牙窝和牙尖好比山峰和山体互相作用，共同研磨食物，而窝沟就是它们之间的河道。我们只是把河道填平，不会影响咀嚼。

Q 做完窝沟封闭后要注意哪些事项呢？

A 一般情况下，建议小朋友们做完窝沟封闭后2小时内禁食，24小时内禁止咀嚼过黏、过硬的食物。在这里要强调的是，窝沟封闭对于预防龋齿确实有很好的效果，但也不是一劳永逸的，还应定期复查（3~6个月后进行口腔检查），观察窝沟封闭剂保留情况，脱落时应重做封闭。

小贴士

窝沟封闭后，牙齿发生龋坏的概率降低了，但不是不再发生，所以依然要像以前一样认真地刷牙。

牙齿碰断了怎么办

小朋友们，你们知道吗？有很多小朋友的牙齿都受过伤，大约每5个小朋友中就有1个乳牙受伤，每20个小朋友中就有1个恒牙受伤呢！

1 当牙齿被碰掉了一小块

牙齿自身没有流血时，可以带着被碰掉的那部分牙齿一起看医生（碰断的部分牙齿一定要放在牛奶或生理盐水中，不能干藏哦），医生可以根据具体情况，选择将碰掉的那部分牙齿粘回去，或者通过补牙的方法恢复牙齿外形。

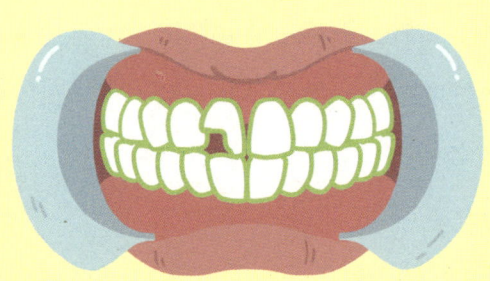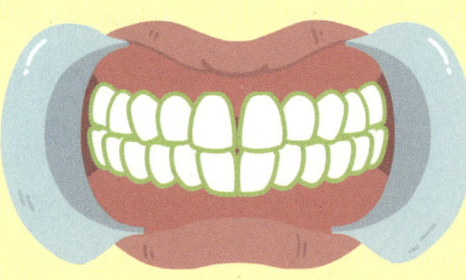

恢复外形

注意：我们在体育运动、户外活动、日常生活中要降低牙齿受伤的风险：婴幼儿学习走路时，尽量拿走可能绊倒孩子的物品；桌角、茶几等锐利边缘要做圆角保护；学龄期儿童在运动时可以佩戴护齿套、安全头盔；坐车时要系好安全带；上下牙位置关系异常的要进行早期正畸干预、保护等。

2 当牙齿被碰掉了很大的一块

除了牙齿周围的牙龈、黏膜流血，还伴有强烈的疼痛，就不能通过简单的粘接或补牙来解决了。医生需要对牙齿进行更复杂的检查和治疗，来评估是拔除还是修复。

3 当恒牙被碰掉了

要赶紧将其找到，用水冲洗干净，有条件的话可以浸泡在牛奶里，如无条件就放在舌头下方含着，尽快找牙医进行再植。

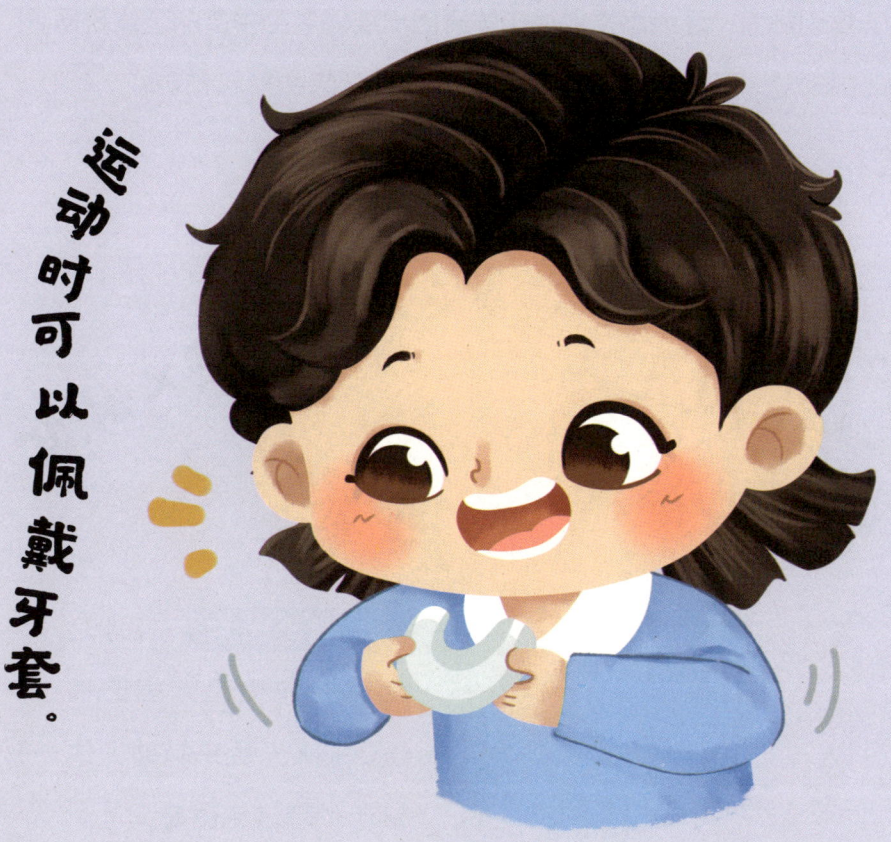

运动时可以佩戴牙套。

补牙

吃饭的时候，牙齿上有个洞，好吃的先藏到洞里，此后，洞越来越大，藏的东西越来越多，再后来，吃冷、热、酸、甜的食物都会酸痛酸痛的，这时，我们就需要补牙了。

补牙，也称为填充治疗，是一种常见的牙科治疗方法，用于修复因龋齿、牙齿磨损或损伤等原因出现轻度至中度的牙体缺损。这一治疗过程的主要目的是修复牙齿的形状和功能。

幼牙齿拍X光片

拍X光片 补牙之前需要先检查牙齿的情况，拍X光片来辅助评估龋齿的程度和位置。

清洁病牙 接下来，医生会清洁龋坏的部分，去除细菌和食物残渣。清洗时，牙齿可能会感到疼痛，所以医生会给你的牙齿做麻醉。

补牙材料 复合树脂是目前临床上最常用的补牙材料。

先选择与要补的牙齿颜色相匹配的复合树脂材料；再将复合树脂层层堆叠在牙齿上，逐步塑形以达到理想的外观；光照使其固化。

完成所有步骤后，牙医将对修复部分进行修整和抛光，确保其与自然牙齿融为一体，咬合关系正确。

嵌体修复 当牙体缺损达到重度，尚未达到全冠修复的需求，但又超出了普通填充治疗能解决的范围时，医生会建议使用嵌体修复的方式。嵌体通常由耐用的材料，如金、陶瓷或复合树脂制成，以恢复牙齿的形状和功能。

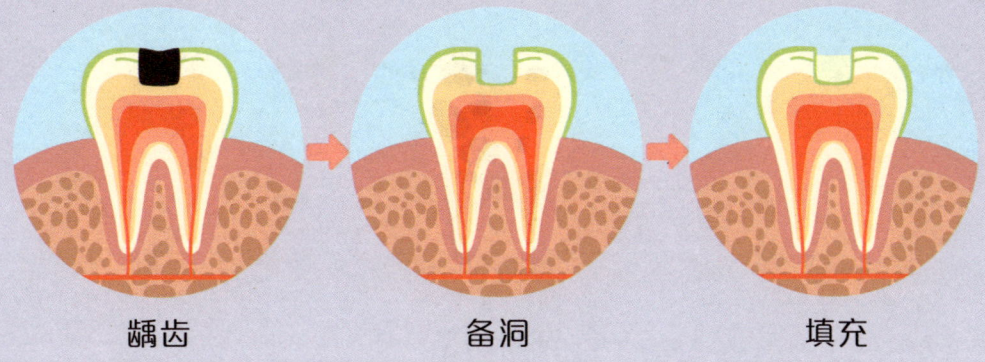

龋齿　　　　　　备洞　　　　　　填充

牙齿的根管治疗

终于有一天晚上，那颗有洞的龋齿疼得让人无法入睡，它到底发生了什么呢？原来，牙齿的四周均被坚硬的、高度矿化的部分包裹，中间是形态不一的空腔，空腔里有丰富的血管、神经和淋巴管等。空腔里这些柔软的、拥有疼痛感应的部分，我们称之为牙髓。

牙髓生病了 牙髓也会生病，引起牙髓生病的原因有很多，其中细菌感染是最主要的病因。细菌通过牙齿四周坚硬的部分一点点向内部侵袭，一直到达牙髓，这才是牙髓生病的主要原因。

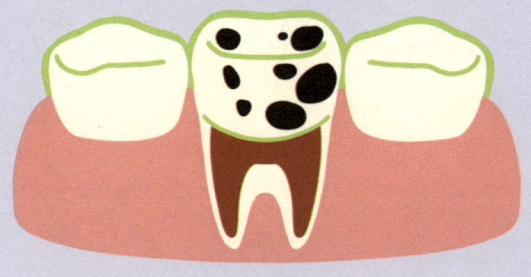

牙髓病了

根管治疗 牙髓生病了，我们对它的治疗过程称为根管治疗。这个治疗过程包括：打开牙髓腔-清除病变组织，根管冲洗消毒，根管填充，封闭牙髓，戴牙冠保护。

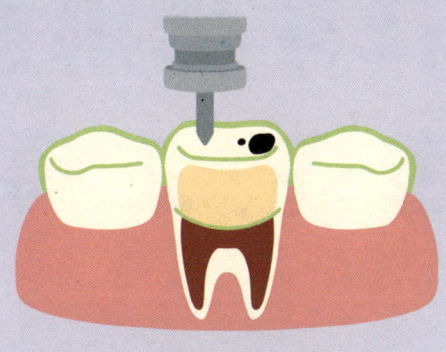

打开牙髓腔-清除病变组织

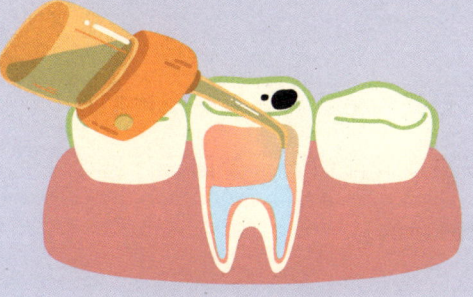

根管冲洗消毒

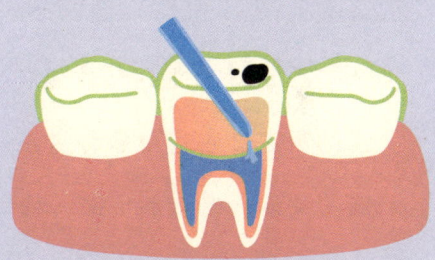

根管填充

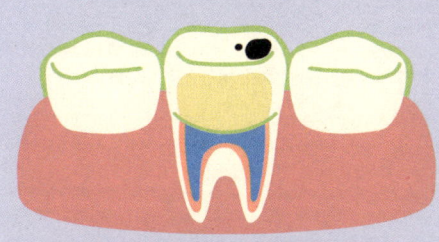

封闭牙髓

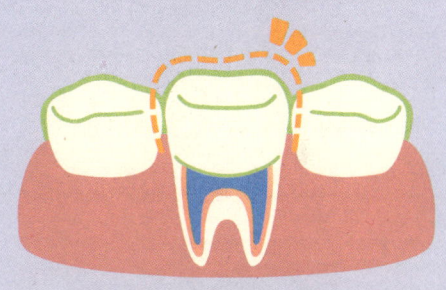

戴牙冠保护

经过根管治疗的牙齿，在口腔中的寿命远远低于健康的牙齿。

所以小朋友们一定要好好保护自己的牙齿，发现小洞后要及时充填，防止它进一步发展成牙髓炎，这样就无须进行根管治疗。也就是俗话说的：小洞不补，大洞吃苦。要知道，最好的牙齿永远都是爸爸妈妈给我们的那套"原装小机器"。

让牙齿排列整齐：正畸

想让牙齿排列得更整齐，需要进行正畸治疗，其实就是我们常说的矫正。它通过各种矫正器械来调整颌面部肌肉、骨骼、牙齿之间的关系，以达到平衡、稳定、美观的目的。

那么，什么情况下才需要正畸呢？当我们的牙齿出现牙列拥挤、牙列间隙、中线不齐、深覆盖、深覆合、牙齿反颌、牙齿开颌、牙齿偏颌等问题时，可以通过正畸帮助它们找回正确的位置，让我们的笑容更加灿烂！

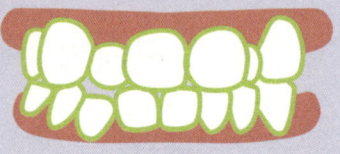

牙列拥挤

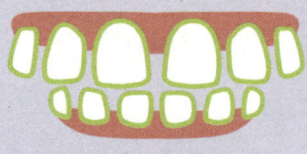

牙列间隙

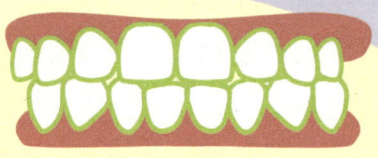

中线不齐

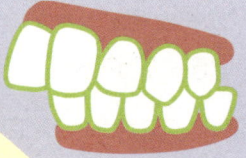

深覆盖

我们的牙齿为什么会变成这样呢?

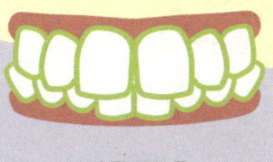

深覆合

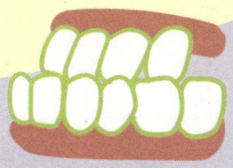

牙齿反颌

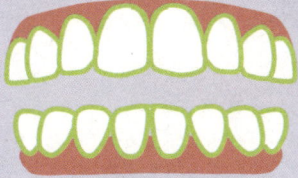

牙齿开颌

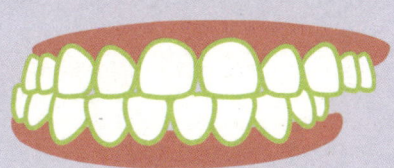

牙齿偏颌

有些情况的出现是因为遗传因素或者先天因素,但有一些是因为我们的不良习惯引起的。

1 吮指习惯 一般情况下,在2~3岁之前有吮指习惯都是正常的生理活动,如果吮指习惯在4~6岁仍未减少,就会造成明显的牙齿问题。

2 唇习惯 包括咬上唇、咬下唇、覆盖下唇习惯等。

3 舌习惯 包括舔牙、吐舌、伸舌习惯等。

4 偏侧咀嚼习惯

5 咬物习惯 多见咬铅笔、指甲、衣角、手帕、被角等。

6 睡眠习惯 儿童时期,长期的不良睡姿也会阻碍牙颌面的正常发育,会导致面部结构的不对称。

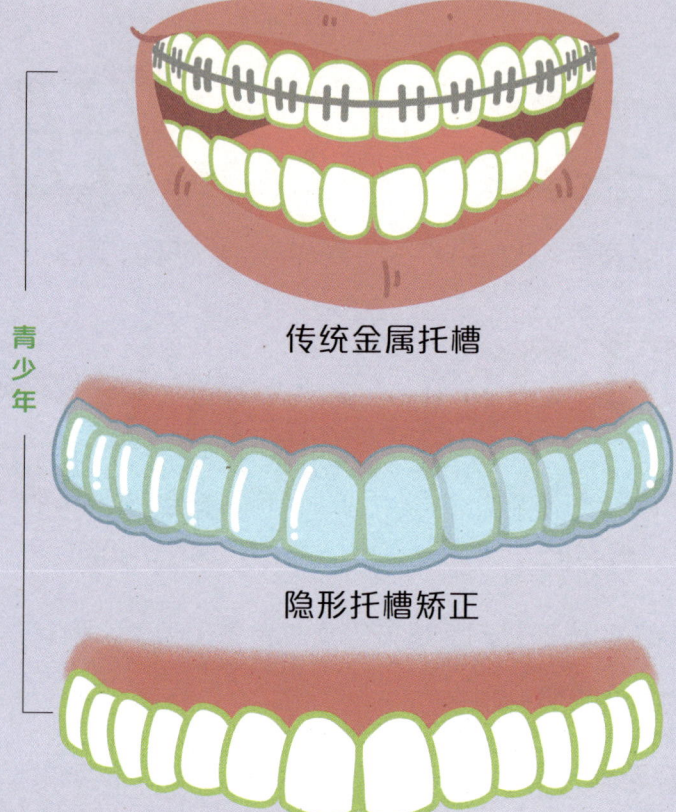

青少年

传统金属托槽

隐形托槽矫正

佩戴后

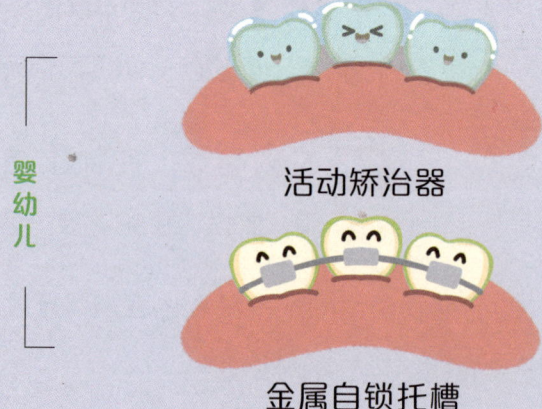

婴幼儿

活动矫治器

金属自锁托槽

096

Q 正畸的最佳时机是什么时候呢？

A 一般来说，乳牙时期的最佳正畸时机在3~5岁；换牙的最佳时机在8~10岁；恒牙时期最佳的时机在12~16岁。

8~10岁所做的矫正叫作一期矫正，也叫预防性矫正。这是为了让儿童尽早开始肌功能训练，让颌骨得以匹配，从而更好地发育。而在做过一期矫正后，很多儿童还需要二期矫正，就是我们传统意义上的正畸了，这个时候的正畸就是为了排齐牙列，调整咬合。

Q 正畸后牙齿会不会松动？会不会有黑三角呢？

A 其实这些问题的本质还是牙周的问题。我们的牙齿在正畸之后排列得更加整齐，更加有利于口腔清洁，从而有助于牙周的健康。而黑三角就是牙周问题暴露出来的表现，所以成人正畸后多少会有一些黑三角的问题，而牙周比较健康的小朋友基本不会出现黑三角。所以越早正畸，越能及时止损。

爷爷的牙掉了：种牙

爷爷的"老机器"今天掉零件了，牙医建议他将来"种"1颗牙。

种牙又称种植牙。1950—1960年，瑞典人布伦马克教授发现钛材可以和骨组织"长"在一起。"骨结合"理论为种植牙的出现铺平了道路。从此，最好的修复缺失牙的方式诞生了（到目前为止）。

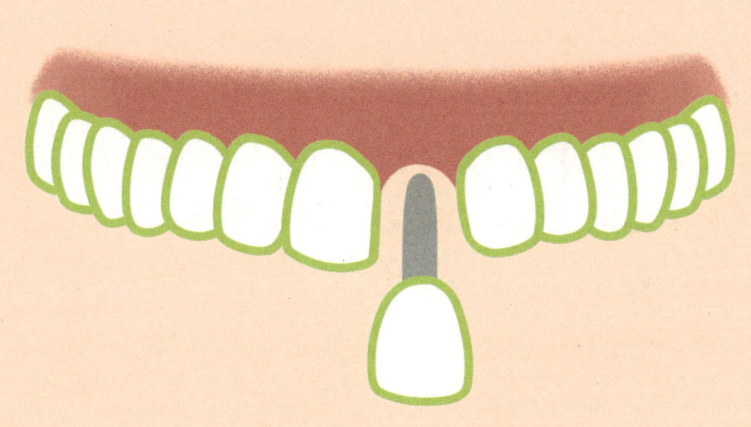

种植牙并不是直接在口腔中"种"出一颗完整的新牙，而是当牙齿损坏到无法保留时，将人工制作的牙根放置在牙槽骨内，待其与牙槽骨完全结合后，再在其上方进行牙冠修复的方法。

　　它主要由三个部分组成：植入牙槽骨内的种植体（就像楼房的地基），连接种植体与牙冠的基台（楼房的地下室），以及模仿自然牙齿外观和功能的牙冠（楼房地面上的部分）。

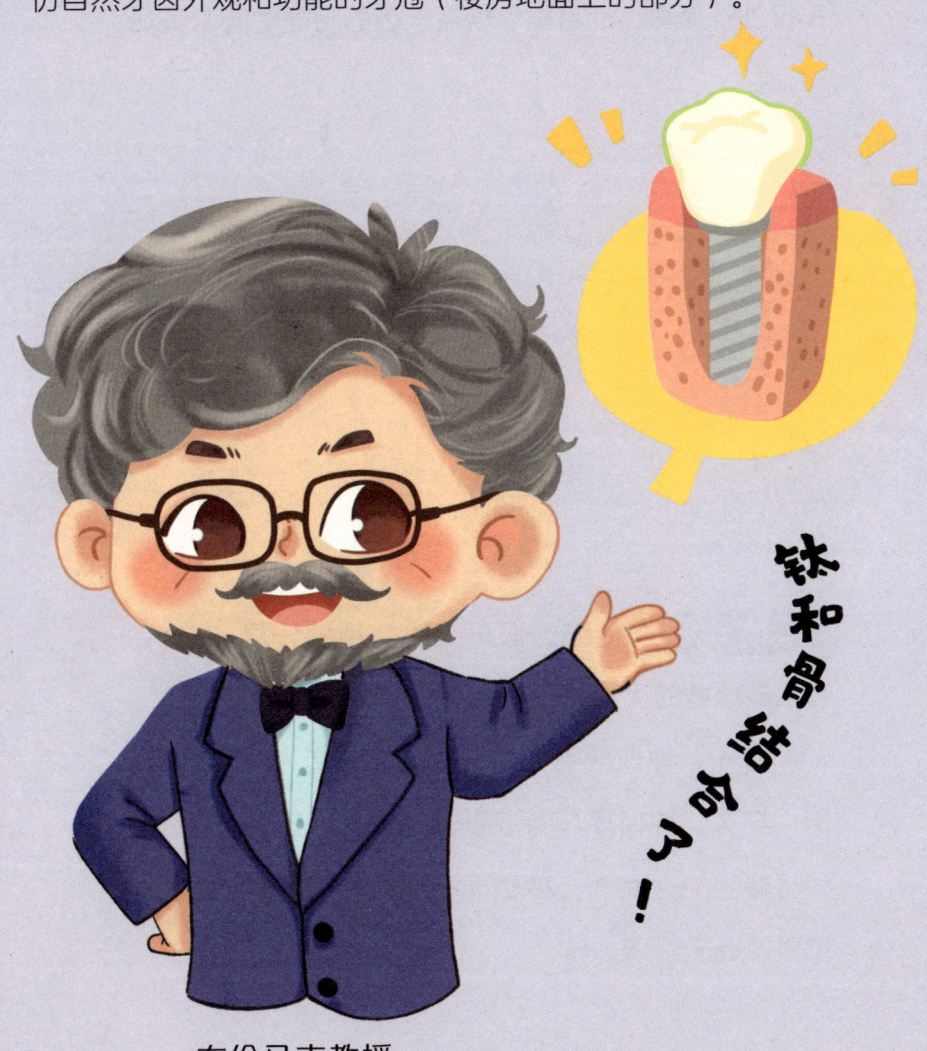

钛和骨结合了！

布伦马克教授

材料 种植体通常由钛或钛合金制成。钛具有良好的生物相容性，能够与牙槽骨紧密结合，形成稳固的支撑，又称"骨结合"，这是种植牙成功的关键。基台则起到连接种植体和牙冠的作用，它能够将牙冠的力量均匀地传递到种植体和牙槽骨上，确保种植牙能够承受正常的咀嚼压力。牙冠是种植牙最外层的部分，它由与牙齿颜色相近的材料制成，如陶瓷或复合树脂，不仅外观逼真，而且能够恢复牙齿的咀嚼功能和美观。

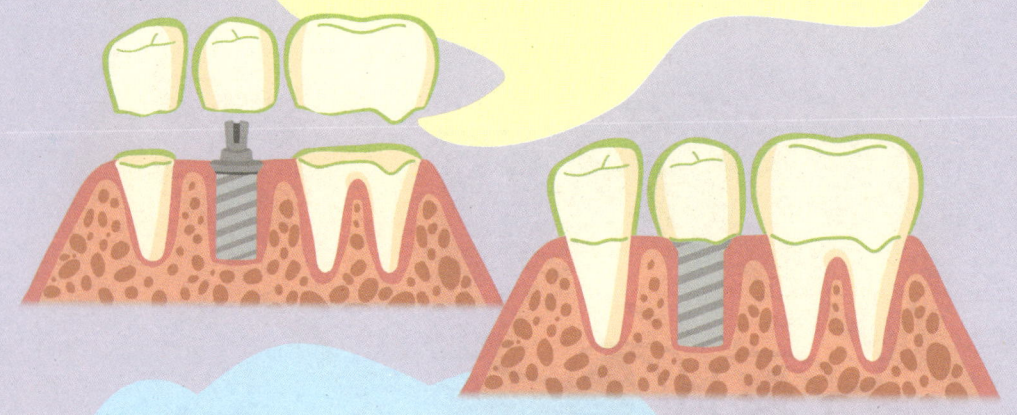

优点 与传统的假牙相比，种植牙具有众多显著的优势。

首先，种植牙不会对健康的邻牙造成损伤；其次，种植牙具有近乎天然牙的稳定性和咀嚼功能；此外，种植牙的外观和咀嚼感觉更接近天然牙。

种牙手术指南

1 全面检查

在决定进行种植牙之前，要进行全面的口腔检查和评估，以确定牙槽骨的状况、种植体的位置和角度等。因为种植牙并非适用于所有人。患者需要具备足够的牙槽骨量和良好的口腔健康状况。

2 手术中、手术后

手术过程通常在局部麻醉下进行，患者不会感到明显疼痛。术后会有轻微的肿胀和不适，可以通过药物和休息得到缓解。

3 术后护理

术后的护理对种植牙的成功也至关重要。患者需要保持良好的口腔卫生，定期进行口腔检查和清洁，避免咀嚼过硬的食物，以延长种植牙的使用寿命。

注意：患有严重全身性疾病，如糖尿病、心血管疾病的患者，需待病情稳定后再考虑牙齿种植。使用特殊药物的患者，要先与牙医进行详细沟通。

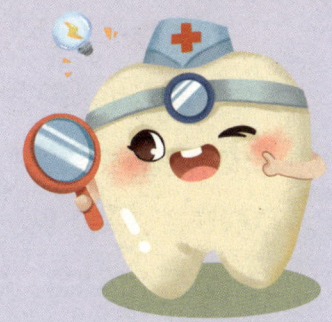

牙齿能变白吗

小朋友们，还记得我们之前了解过的牙齿结构吗？牙釉质是透明的乳白色,牙本质是不透明的淡黄色。而且牙釉质发育得越好，矿化程度越高，其颜色越透明，也就越容易透出牙本质的颜色。

所以，一颗坚固健康的天然牙齿，应该为半透明的淡黄色的。牙齿颜色与眼白、自身肤色、面部特征相协调，看起来才和谐。

但是，在我们的成长过程中也有"牙齿变黄了"的烦恼，我们的牙齿是怎么变黄的呢？

1 不注重口腔卫生
没有形成良好的刷牙习惯或刷牙时清洁不到位。

2 饮食习惯
长期饮用咖啡、浓茶、红酒、可乐等有色饮料。

3 牙釉质磨损
碳酸饮料、果汁等酸性物质软化牙釉质，直接削弱其矿化结构；甜食残渣滋生细菌，代谢产生的酸腐蚀牙釉质；咬硬物（如开瓶盖、咬包装袋）或有单侧咀嚼的习惯。

4 药物及发育因素

儿童时期服用四环素类药物会引发牙齿内源性变色（四环素牙）；牙齿发育期摄入过量氟化物可能导致氟斑牙。

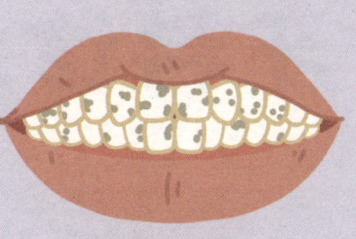

氟斑牙

有哪些方法能让牙齿变白？

1 洗牙

每半年至一年进行一次龈上洁治（洗牙），超声波清除牙结石后配合抛光，可以去除浅表层的色素沉积，恢复自然色泽。

2 瓷贴面或全冠修复体

可遮挡氟斑牙、四环素牙等重度变色，同时修复轻微形态缺陷，效果比较持久稳定。

3 牙齿漂泊

诊室漂白 需在医院由医生操作哦。

高浓度漂白剂→加热、光照、激光或化学催化等，快速漂白。

优点是见效快，缺点是易引发牙本质敏感。

家庭漂白 佩戴牙托，里面涂抹漂白凝胶。优点是刺激相对小，安全性高。缺点是见效慢，佩戴时间较长，每天1~2小时。

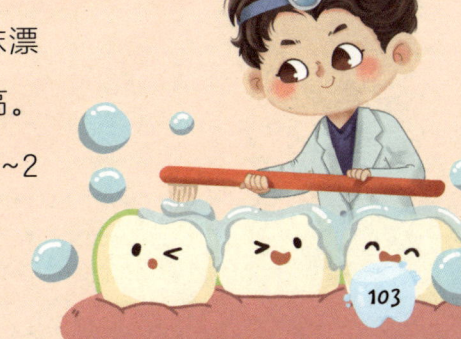

舒适的牙科诊所

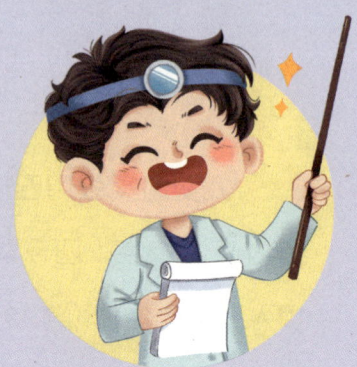

牙科诊所，又叫口腔诊所，是一个集医疗、保健、美学于一体的口腔健康服务中心。

按照口腔门诊的各组成功能部分，可以将门诊划分为几个模块，小朋友们可以从这些内容中了解到牙科诊所里都有什么。

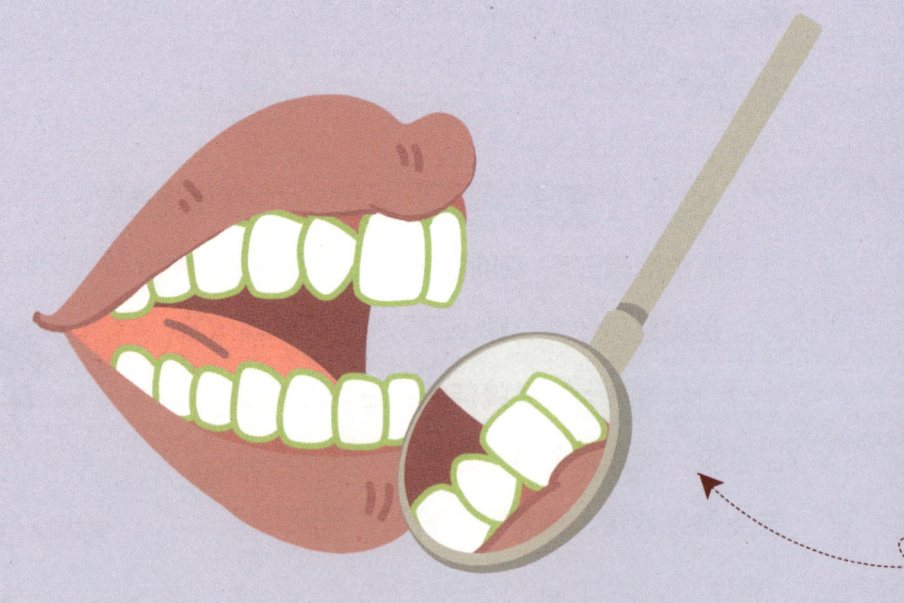

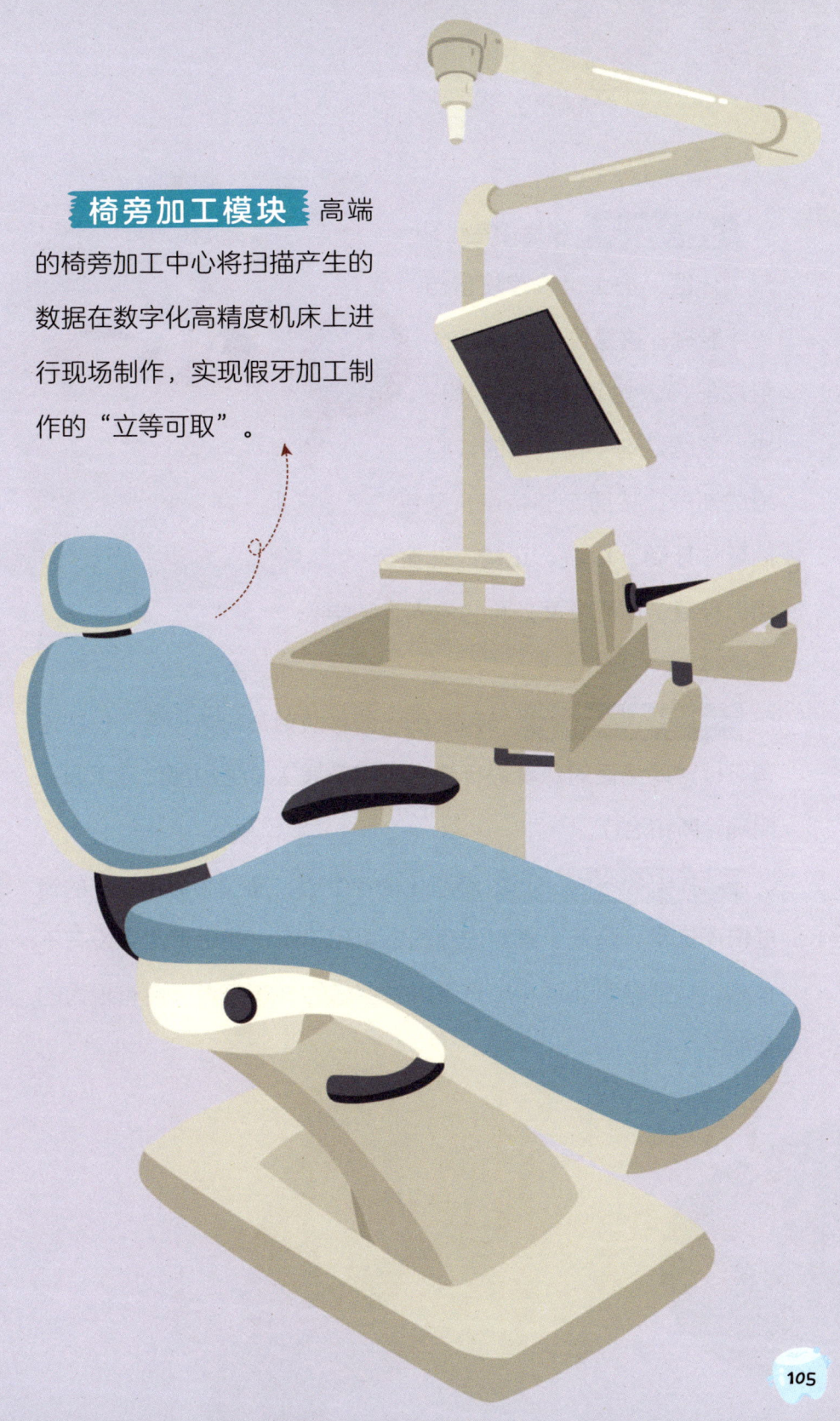

椅旁加工模块 高端的椅旁加工中心将扫描产生的数据在数字化高精度机床上进行现场制作，实现假牙加工制作的"立等可取"。

医疗模块 包括诊室、牙椅、牙医、护士、诊疗设备与诊疗器械。这是诊所最基础的组成部分，也是最核心的模块。牙医是这个模块中的核心组成部分。按照专业特点，又包括牙体牙髓、修复、正畸、儿童牙病、种植、口腔颌面外科、激光、美学等不同科室。

检查中心模块 诊所会配备各种放射及检查设备。这些设备可以帮助牙医对患者进行检查，明确病变发生的部位及原因，明确诊断和治疗。

舒适化诊疗模块 舒适化诊疗中心，通过个体化定制的镇静镇痛技术，降低患者对治疗的恐惧和不安，使患者术中没有不适感，特别是对儿童和患有系统性疾病的老年患者，会有极大的帮助。